基础医学概论

闫 磊 孙 凯 李福娟 主 编

云南出版集团公司
云南科技出版社
·昆明·

图书在版编目（ＣＩＰ）数据

　　基础医学概论 ／ 闫磊，孙凯，李福娟主编. －－ 昆明：
云南科技出版社，2017.9 （2021.7重印）
　　ISBN 978-7-5587-0841-1

　　Ⅰ．①基… Ⅱ．①闫… ②孙… ③李… Ⅲ．①基础医
学—概论 Ⅳ．①R3

　　中国版本图书馆CIP数据核字(2017)第236007号

基础医学概论

闫磊　　孙凯　李福娟　　主编

责任编辑：王建明　　蒋朋美
责任校对：张舒园
责任印制：蒋丽芬
封面设计：张明亮

书　　号：978-7-5587-0841-1
印　　刷：长春市墨尊文化传媒有限公司
开　　本：889mm×1194mm　　1 / 16
印　　张：11
字　　数：260千字
版　　次：2020年8月第1版　　2021年7月第2次印刷
定　　价：58.00元

出版发行：云南出版集团公司云南科技出版社
地址：昆明市环城西路609号
网址：http://www.ynkjph.com/
电话：0871-64190889

编　委　会

闫　磊（牡丹江医学院）

孙　凯（牡丹江医学院）

李福娟（牡丹江医学院）

张　洋（牡丹江医学院）

刘志新（牡丹江医学院）

蔡克瑞（牡丹江医学院）

郭红艳（齐齐哈尔医学院）

贾秀月（佳木斯大学基础医学院）

张绪东（牡丹江医学院）

赵冰冰（广西医科大学）

王　静（牡丹江医学院）

齐　悦（牡丹江医学院）

桂金秋（牡丹江医学院）

王　妍（牡丹江医学院）

彭勇泉（吉安市中心人民医院）

《基础医学概论》

编写人员就职单位

前　言

　　基础医学是研究人体的组织结构、功能与代谢、疾病发生发展过程以及药物与机体相互作用的规律和原理的科学，也是临床医学和预防医学的理论基础。基础医学教育是医学院校各个院系、专业的学生学习专业课之前必须接受的入门教育。《基础医学概论》是一部专门为医学院校医学相关专业学生学习、了解医学概况，掌握必要的医学基础知识所编写的必修教材。本书内容包括系统解剖学，组织学与胚胎学、生理学、等 3 个篇章，重点阐述了基础医学的基本理论、基本知识和基本技能，同时兼顾基础医学领域新知识、新技术的介绍。本书依据医学相关专业知识结构的要求，充分考虑学科教学组织形式和学生学习的规律，内容简明扼要、深入浅出、循序渐进，可使学生在有限的学时内接受到系统、完整、必要的医学知识教育。

　　本书适合医学院校医学相关专业，如医学信息学、卫生法学、公共卫生事业管理、药学、生物医学工程、生物技术、医学检验学、医药营销等专业的学生使用，也可供相关领域教师用作参考资料，还可供对医学感兴趣的一般读者阅读。

　　由于我们的水平有限，书稿虽经反复修改和审阅，不妥之处仍在所难免，恳请使用本书的师生和读者不吝指正。

编　者

2017 年 3 月

目　录

第一篇　系统解剖学

第二篇　组织学与胚胎学

第三篇　生　理　学

第一篇　系统解剖学

第一章 骨 学

第一节 总 论

骨是人体重要的器官之一,骨组织主要由骨细胞、胶原纤维和基质等构成,具有一定的形态,外被骨膜,内容骨髓,含有丰富的血管、淋巴管及神经;具有一定的功能,能不断进行新陈代谢和生长发育,并有修复、再生和重塑的能力。

一、骨的分类

成人有 206 块骨(图 1-1),可分为颅骨、躯干骨和四肢骨三部分。前二者也称为中轴骨。按形态,骨可分为 4 类。

1. 长骨

呈长管状,分布于四肢,如尺骨和掌骨等。长骨分为一体两端,体又称骨干,内有空腔称髓腔,容纳骨髓。体表面有 1~2 个血管出入的孔,称滋养孔。两端膨大称骺,有一光滑的关节面,与相邻关节面构成关节。

2. 短骨

形似立方体,多成群分布于连结牢固且较灵活的部位,如腕骨和跗骨。

3. 扁骨

呈板状,主要构成颅腔、胸腔和盆腔的壁,起保护作用,如颅盖骨和肋骨。

4. 不规则骨

形状不规则,如椎骨。有些不规则骨内有腔洞,称含气骨,如上颌骨。

骨根据发生,可分为膜化骨和软骨化骨。有的骨由膜化骨和软骨化骨组成,则称复合骨,如枕骨。而在某些肌腱内发生的扁圆形小骨,则称籽骨,如髌骨和第一跖骨头下的籽骨。

二、骨的表面形态

骨的表面因受肌肉牵拉、血管神经的走行和贯通及与周围脏器毗邻而产生一定的形态并赋以特定的名称。

1. 骨面的突起

突然高起的称为突,较尖锐的小突起称为棘;基底较大的突起称隆起,隆起粗糙的称粗隆;圆形的隆起称结节和小结节,细长的锐缘称嵴,低而粗涩的嵴称线。

2. 骨面的凹陷

大的凹陷称窝,小的称凹或小凹;长形的凹称沟,浅的凹称压迹。

3. 骨的空腔

骨内的腔洞称腔、窦或房,小的称小房,长形的称管或道。腔或管的开口,称口或孔,不整齐的口称裂孔。

4. 骨端的膨大

较圆者称头或小头。头下略细的部分称颈。椭圆的膨大称髁,髁上的突出部分称上髁。

5. 平滑的骨面称面。骨的边缘称缘,边缘的缺口称切迹。

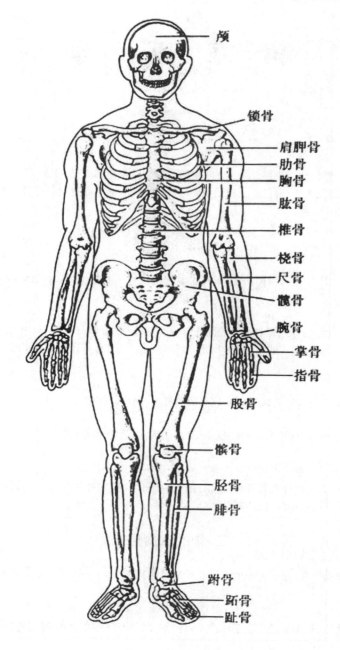

图 1-1 全身骨骼

三、骨的构造

1.骨质

由骨组织构成,分密质和松质。骨密质,质地致密,耐压性强,分布于骨的表面。骨松质,呈海绵状,由相互交织的骨小梁排列而成,配布于骨的内部,骨小梁按照骨所承受的压力和张力的方向排列,因而骨能承受较大的重量。

2.骨膜

除关节面的部分外,新鲜骨的表面都覆有骨膜。骨膜由纤维结缔组织构成,含有丰富的血管和神经,对骨的营养、再生和感觉有重要作用。骨膜可分为内、外两层,外层致密有许多胶原纤维束穿入骨质,使之固着于骨面。内层疏松有成骨细胞和破骨细胞,具有产生新骨质、破坏原骨质和重塑骨的功能,幼年期骨细胞功能活跃,促进骨的生长;成年时处于相对静止状态。

3.骨髓

充填于骨髓腔和骨松质间隙内。胎儿和幼儿的骨髓有造血功能,内含不同发育阶段的红细胞和某些白细胞,呈红色,称红骨髓。5岁以后,长骨骨干内的红骨髓逐渐被脂肪组织代替,呈黄色,称黄骨髓,失去造血能力。

4.骨的血管、淋巴管和神经

(1)血管

长骨的动脉包括滋养动脉、干骺端动脉、骺动脉及骨膜动脉。滋养动脉是长骨的主要动脉,一般有1～2支,经骨干的滋养孔进入骨髓腔,分升支和降支达骨端,分支分布到骨干骨密质的内层、骨髓和干骺端,在成年人可与干骺端动脉及骺动脉的分支吻合。干骺端动脉和骺动脉均发自邻近动脉,从骺软骨附近穿入骨质。

(2)淋巴管

骨膜的淋巴管很丰富,但骨质内是否存在淋巴管,尚有争论。

(3)神经

伴滋养血管进入骨内,分布到哈佛管的血管周围间隙中,主要为内脏传出纤维,分布到血管壁;躯体传入纤维则多分布于骨膜。骨膜对张力或撕扯的刺激较为敏感,故骨脓肿和骨折常引起剧痛。

四、骨的化学成分和物理性质

骨主要由有机质和无机质组成。有机质主要是骨胶原纤维束和粘多糖蛋白,构成骨的支架,赋予骨以弹性和韧性。无机质主要是碱性磷酸钙,使骨坚硬挺实。脱钙骨仍具原骨形状,但柔软有弹性;煅烧骨虽形状不变,但脆而易碎。两种成分的比例,随年龄的增长而发生变化。

五、骨的发生和发育

骨发生于中胚层的间充质,从胚胎第8周开始,间充质或先分布成膜状,以后在膜的基础上骨化,称膜化骨;或先发育成软骨,以后再骨化,称软骨化骨。故成骨过程有两种

1.膜化骨

此种成骨方式见于一些扁骨,如颅骨等。在间充质膜内有些细胞分化为成骨细胞,产生骨胶原纤维和基质,基质中逐渐沉积钙,构成骨质。开始化骨的部位,称骨化点,由此向外作放射状增生,形成海绵状骨质。新生骨质周围的间充质膜即成为骨膜。

2.软骨化骨

长、短骨和一些不规则骨以此种方式化骨。以长骨为例,间充质内先形成软骨雏形,软骨外周的间充质形成软骨膜,膜下的一些细胞分化为成骨细胞。围绕软骨体中部产生的骨质,称骨领。骨领处原来的软骨膜即成为骨膜。骨领生成的同时,有血管侵入软骨体中央,间充质跟随进入,形成红骨髓。进入的间充质细胞分化为成骨细胞与破骨细胞,开始造骨,此处即称原发骨化点。中心被破骨细胞破坏而形成的腔,即骨髓腔。

六、骨的可塑性

骨的基本形态是由遗传因子调控的,但环境因素对骨生长发育也有影响。影响骨生长发育的因素有神经、内分泌、营养、疾病及其它物理、化学因素等。神经系统调节骨的营养过程。机能加强时,可促使骨

质增生,使骨坚韧粗壮;机能减弱时,则使骨质变得疏松,神经损伤后的瘫痪病人骨出现脱钙、疏松和骨质吸收,甚至出现自发性骨折。

第二节 中 轴 骨 骼

人体的中轴骨骼包括躯干骨和颅。

一、躯 干 骨

躯干骨包括24块椎骨、1块骶骨、1块尾骨、1块胸骨和12对肋骨。它们分别参与脊柱、骨性胸廓和骨盆的构成。

(一)椎骨

幼年时为32或33块,分为颈椎7块,胸椎12块,腰椎5块,骶椎5块,尾椎3~4块。成年后5块骶椎融合成骶骨,3~4块尾椎长成合成尾骨。共26块椎骨。

1. 椎骨的一般形态(图1-5)椎骨由前方短圆柱形的椎体和后方板状的椎弓组成。

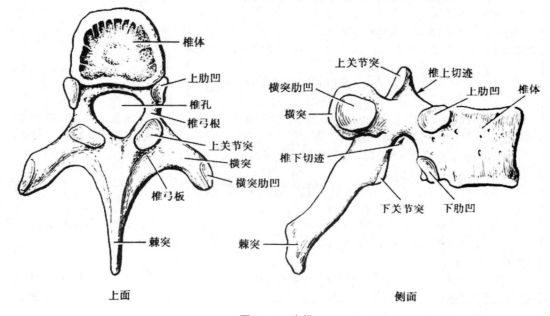

图1-5 胸椎

椎体:是椎骨负重的主要部分,内部充满骨松质,表面的骨密质较薄,上下面皆粗糙,借椎间纤维软骨与邻近椎骨相接。椎体后面微凹陷,与椎弓共同围成椎孔。各椎孔贯通,构成容纳脊髓的椎管。

椎弓:是弓形骨板,连接椎体的缩窄部分,称椎弓根,根的上、下缘各有一切迹,分别成为椎上、下切迹。相邻椎骨的椎上、下切迹共同围成椎间孔,有脊神经和血管通过。两侧椎弓根向后内扩展变宽的部分,称椎弓板,两侧在中线会合。由椎弓发出7个突起:

①棘突1个,由椎弓后面正中伸向后方或后下方,尖端可在体表扪到。

②横突1对,从椎弓根与椎弓板移行处伸向两侧。棘突和横突都是肌和韧带的附着处。

③关节突2对,在椎弓根与椎弓板结合处分别向上、下方突起,即上关节突和下关节突,相邻关节突构成关节突关节。

2. 各部椎骨的主要特征

（1）颈椎

椎体较小，横断面呈椭圆形。上、下关节突的关节面几呈水平位。第 3～7 颈椎体上面侧缘向上突起称椎体钩。椎体钩与上位椎体下面的两侧唇缘相接，形成钩椎关节，又称 Luschka 关节。

第 1 颈椎又名寰椎呈环状，无椎体、棘突和关节突，由前弓、后弓及侧块组成。前弓较短，后面正中有齿关节凹，与枢椎的齿突相关节。侧块连接前后两弓，上面各有一椭圆形关节面，与枕髁相关节；下面有圆形关节面与枢椎上关节面相关节。

第 2 颈椎又名枢椎，特点是椎体向上伸出齿突，与寰椎齿突凹相关节。齿突原为寰椎椎体，发育过程中脱离寰椎而与枢椎体融合。

第 7 颈椎又名隆椎，棘突特长，末端不分叉，活体易于触及，常作为计数椎骨序数的标志。

（2）胸椎

椎体从上向下逐渐增大，横断面呈心形。横突末端前面，有横突肋凹与肋结节相关节。

（3）腰椎

椎体粗壮，横断面呈肾形。椎孔呈卵圆形或三角形。上、下关节突粗大，关节面几呈矢状位，棘突宽而短，呈板状，水平伸向后方。

（4）骶骨

由 5 块骶椎融合而成，呈三角形，底在上，尖向下，盆面凹陷，上缘中分向前隆凸，称岬。盆面中部有四条横线，是椎体融合的痕迹。横线两端有 4 对骶前孔。背面粗糙隆凸，正中线上有骶正中嵴，嵴外侧有 4 对骶后孔。骶前、后孔均与骶管相通，分别有骶神经前、后支通过。

（5）尾骨

由 3～4 块退化的尾椎长合而成。上接骶骨，下端游离为尾骨尖。

（二）胸骨

胸骨位于胸前壁正中，前凸后凹，可分柄、体和剑突三部分。胸骨柄上宽下窄，上缘中分为颈静脉切迹，两侧有锁切迹与锁骨相连结。柄外侧缘上接第 1 肋。柄与体连接处微向前突，称胸骨角，可在体表扪及，两侧的肋切迹与第 2 肋软骨相连接，是计数肋的重要标志。

（三）肋

肋由肋骨和肋软骨组成，共 12 对。第 1～7 对肋前端直接与胸骨连接，称真肋，其中第 1 肋与胸骨柄间为软骨结合，第 2 肋至第 7 肋与胸骨构成微动的胸肋关节。第 8～12 对肋不直接与胸骨相连称假肋；其中第 8～10 对肋前端与上位肋借肋软骨构成软骨间关节，形成肋弓，第 11～12 对肋前端游离于腹壁肌层中，称浮肋。肋的后端与胸椎构成肋椎关节。

1. 肋骨

属扁骨，分为体和前、后两端。后端膨大，称肋头，有关节面与胸椎的上、下肋凹相关节。肋头外侧稍细，称肋颈。颈外侧的粗糙突起，称肋结节，与相应胸椎的横突肋凹相关节。肋体长而扁，分内、外两面和上、下两缘。内面近下缘处有肋沟，肋间神经和血管走行其中。体的后份急转处称肋角。前端稍宽，与肋软骨相接。

2. 肋软骨

位于各肋骨的前端，由透明软骨构成，终生不骨化。

二、颅

颅位于脊柱上方，由 23 块颅骨围成，颅骨多为扁骨或不规则骨。

（一）脑颅骨

脑颅由 8 块脑颅骨围成。其中不成对的有额骨、筛骨、蝶骨和枕骨，成对的有颞骨和顶骨。它们构成颅腔。颅腔的顶是穹隆形的颅盖,由额骨、顶骨和枕骨构成。颅腔的底由中部的蝶骨、后方的枕骨、两侧的颞骨、前方的额骨和筛骨构成。筛骨只有一小部分参与脑颅,其余构成面颅。

1. 额骨

位于颅的前上方,分三部:

①额鳞

是瓢形或贝壳形的扁骨,内含空腔称额窦;

②眶部

为后伸的水平位薄骨板,构成眶上壁;

③鼻部

位于两侧眶部之间,呈马蹄铁形,缺口处为筛切迹。

2. 筛骨

为最脆弱的含气骨。位于两眶之间,参与构成鼻腔上部、鼻腔外侧壁和鼻中隔。此骨额状切面呈"巾"字形,分三部:

①筛板

是多孔的水平骨板,构成鼻腔的顶,板的前份有向上伸出的骨嵴称鸡冠;

②垂直板

自筛板中线下垂,居正中矢状位,构成骨性鼻中隔上部;

③筛骨迷路

位于垂直板两侧由菲薄骨片围成许多小腔,称筛窦。

迷路内侧壁具有两个卷曲小骨片,即上鼻甲和中鼻甲。迷路外侧壁骨质极薄,构成眶的内侧壁,称眶板。

3. 蝶骨

形似蝴蝶,居颅底中央,分体、大翼、小翼和翼突4部。

(1)体

为中间部的立方形骨块,内含蝶窦,窦分隔为左右两半,分别向前开口于鼻腔。体上面呈马鞍状,称蝶鞍,中央凹陷为垂体窝。

(2)大翼

由体两侧发出,向外上方扩展,分为凹陷的大脑面、前内侧的眶面和外下方的颞面。颞面借颞下嵴,分上下二部:上部是颞窝的一部分,下部构成颞下窝的顶。

(3)小翼

为三角形薄板,从体的前上分发出。上面是颅前窝的后部,下面构成眶上壁的后部。小翼后内侧角处有视神经管。小翼与大翼间的裂隙为眶上裂。

(4)翼突

从体与大翼连接处下垂,向后敞开形成翼突内侧板和翼突外侧板。其根部矢状方向贯通的细管,称翼管,向前通入翼腭窝。

4. 颞骨

参与构成颅底和颅腔侧壁,形状不规则,以外耳门为中心分三部。

(1)鳞部

位于外耳门前上方,呈鳞片状。内面有脑回的压迹和脑膜中动脉沟;外面光滑,前下部有伸向前的颧突,与颧骨的颞突构成颧弓,颧突根部下面的深窝称下颌窝,窝前缘特别突起,称关节结节。

(2)鼓部

位于下颌窝后方,为弯曲的骨片。从前、下、后三面围绕外耳道。

(3)岩部

呈三棱锥形,尖指向前内,对着蝶骨体的前面有光滑的三叉神经压迹,底与颞鳞、乳突部相接。岩部前面朝向颅中窝,中央有弓状隆起,隆起前外下方较薄骨板,称鼓室盖。后面中央部有一大孔,称内耳门,通入内耳道。下面凹凸不平,中央有颈动脉管外口,向前内通入颈动脉管。

5. 枕骨

位颅的后下部,呈勺状。前下部有枕骨大孔。枕骨借此孔分为 4 部。前为基底部,后为枕鳞,两侧为侧部。侧部的下方有椭圆形关节面,称枕髁。

6. 顶骨

外隆内凹,呈四边形,位颅顶中部,左右各一。

(二)面颅骨

面颅由 15 块面颅骨构成。面颅骨包括成对的骨和不成对的骨,成对的骨有上颌骨、腭骨、颧骨、鼻骨、泪骨及下鼻甲;不成对的有犁骨、下颌骨和舌骨。面颅骨围成眶腔、鼻腔和口腔。

1. 下颌骨

为面颅骨最大者,分一体两支。

①下颌体为弓状骨板,有上、下两缘及内、外两面。下缘圆钝,为下颌底;上缘构成牙槽弓,有容纳下颌牙牙根的牙槽。体外面正中凸向前为颏隆凸。前外侧面有颏孔。

②下颌支是由体后方上耸的方形骨板,末端有两个突起,前方的称冠突,后方的称髁突,两突之间的凹陷为下颌切迹。

髁突上端的膨大为下颌头,与下颌窝相关节,头下方较细处是下颌颈。下颌支后缘与下颌底相交处,称下颌角。

2. 舌骨

居下颌骨下后方,呈马蹄铁形。中间部称体,向后外延伸的长突为大角,向上的短突为小角。

3. 犁骨

为斜方形小骨片,组成鼻中隔后下分。

4. 上颌骨

成对,构成颜面的中央部,几乎与全部面颅骨相接,可分:1 体和 4 突。

上颌体:内含上颌窦,分前面、颞下面、眶面及鼻面。前面上分有眶下孔,孔下方凹陷,称尖牙窝。颞下面朝向后外,中部有几个小的牙槽孔。眶面构成眶的下壁,有矢状位的眶下沟,向前下连于眶下管。

(1)额突

突向上方,接额骨、鼻骨和泪骨;

(2)颧突

伸向外侧,接颧骨;

(3)牙槽突

由体向下伸出,其下缘有牙槽,容纳上颌牙牙根。

(4)腭突

由体向内水平伸出,于中线与对侧腭突结合,组成骨腭的前份。

5. 腭骨

呈 L 形,位于上颌骨腭突与蝶骨翼突之间,分水平板和垂直板两部,水平板组成骨腭的后份,垂直板构成鼻腔外侧壁的后份。

6. 鼻骨

为成对的长条形的小骨片,上窄下宽,构成鼻背的基础。

7. 泪骨

为方形小骨片,位于眶内侧壁的前分。前接上颌骨,后连筛骨迷路眶板。

8. 下鼻甲

为薄而卷曲的小骨片,附着于上颌体和腭骨垂直板的鼻面上。

9. 颧骨

位于眶的外下方,呈菱形,形成面颊的骨性突起。

(三)颅的整体观

除下颌骨和舌骨外,其他诸如颅骨借膜、软骨和骨牢固结合成一整体,没有活动。全颅的形态特征,对临床应用极为重要。

1. 颅顶面观

呈卵圆形,前窄后宽,光滑隆凸。顶骨中央最隆凸处,称顶结节。额骨与两侧顶骨连接构成冠状缝。两侧顶骨连接为矢状缝,两侧顶骨与枕骨连接成人字缝。矢状缝后分两侧常各有一小孔,称顶孔。

2. 颅后面观

可见人字缝和枕鳞。枕鳞中央又一隆起称枕外隆凸。隆凸向两侧的弓形骨嵴称上项线,其下方有与上项线平行的下项线。

3. 颅内面观

颅盖内面凹陷,有许多与脑沟回对应的压迹与骨嵴。两侧有树枝状动脉沟,是脑膜中动脉及其分支的压迹。正中线上有一条浅沟为上矢状窦沟,沟两侧有许多颗粒小凹,为蛛网膜粒的压迹。

颅底内面高低不平,呈阶梯状的窝,分别称颅前、中、后窝。窝中有很多孔、裂,大都与颅底外面相通。

(1)颅前窝

由额骨眶部、筛骨筛板和蝶骨小翼围成。正中线上由前至后有额嵴、盲孔、鸡冠等结构。筛板上有筛孔通鼻腔。

(2)颅中窝

由蝶骨体及大翼、颞骨岩部等围成。中间狭窄,两侧宽广。中央是蝶骨体,上面有垂体窝,窝前外侧有视神经管,通入眶腔,管口外侧有突向后方的前床突。垂体窝前方圆形的骨隆起称鞍结节,后方横位的骨隆起是鞍背。

(3)颅后窝

主要由枕骨和颞骨岩部后面成。窝中央有枕骨大孔,孔前上方的平坦斜面称斜坡。孔前外缘有舌下神经管内口,孔后上方有呈十字形的隆起,其交会处称枕内隆凸。

4. 颅底外面观

颅底外面高低不平,神经血管通过的孔裂甚多。由前向后可见:由两侧牙槽突合成的牙槽弓和由上颌骨腭突与腭骨水平板构成的骨腭。骨腭正中有腭中缝,其前端有切牙孔,通入切牙管。近后缘两侧有腭大孔。骨腭以上被鼻中隔后缘(犁骨)分成左、右两半的是鼻后孔。

5. 颅侧面观

由额骨、蝶骨、顶骨、颞骨及枕骨构成,还可见到面颅的颧骨和上、下颌骨。侧面中部有外耳门,门后方为乳突,前方是颧弓,二者在体表均可扪到。颧弓将颅侧面分为上方的颞窝和下方的颞下窝。颞窝的上界为颞线,起自额骨与颧骨相接处,弯向上后,经额骨、顶骨、再转向下前达乳突根部。颞窝前下部较薄,额、顶、颞、蝶骨会合处多数人成 H 形的缝,此处最为薄弱,称翼点。

颞下窝:是上颌体和颧骨后方的不规则间隙。容纳咀嚼肌和血管神经等,向上与颞窝通连。窝前壁为上颌体和颧骨,内侧壁为翼突外侧板,外侧壁为下颌支;下壁与后壁空缺。

翼腭窝:为上颌骨体、蝶骨翼突和腭骨之间的狭窄间隙,深藏于颞下窝内侧,内有神经血管经过。此窝向外通颞下窝,向前借眶下裂通眶,向内借腭骨与蝶骨围成的蝶腭孔通鼻腔,向后借圆孔通颅中窝,借翼管通颅底外面,向下移行于腭大管,继经腭大孔通口腔。

6. 颅前面观

分为额区、眶、骨性鼻腔和骨性口腔。

(1)额区

为眶以上的部分,由额鳞构成。两侧可见隆起的额结节,结节下方有与眶上缘平行的弓形隆起,称眉弓。左右眉弓间的平坦部,称眉间。

(2)眶

为底朝前外,尖向后内的一对四棱锥形深腔,可分上、下、内侧、外侧四壁,容纳眼球及附属结构。

①底

即眶口,略呈四边形,向前下外倾斜。眶上缘中内 1/3 交界处有眶上孔或眶上切迹,眶下缘中分下方有眶下孔。

②尖

指向后内,尖端有一圆形的视神经管口,借此管眶向后通颅中窝。

③上壁

由额骨眶部及蝶骨小翼构成,分割眶与颅前窝,前外侧分有一深窝,称泪腺窝,容纳泪腺。

④内侧壁

最薄,由前向后为上颌骨额突、泪骨、筛骨眶板和蝶骨体,与筛窦和鼻腔相邻。前下分有一个长圆形窝,容纳泪囊,称泪囊窝,此窝向下经鼻泪管通鼻腔。

⑤下壁

主要由上颌骨构成,壁下方为上颌窦。下壁和外侧壁交界处后分,有眶下裂向后通颞下窝和翼腭窝,裂中部有向前行的眶下沟,该沟向前续于眶下管,管开口于眶下孔。

⑥外侧壁

较厚,由颧骨和蝶骨大翼构成。外侧壁与上壁交界处的后分,有眶上裂向后通颅中窝。

(3)骨性鼻腔

位于面颅中央,介于两眶和上颌骨之间,由犁骨和筛骨垂直板构成的骨性鼻中隔,将其分为左右两半。

鼻腔的顶主要由筛板构成,有筛孔通颅前窝。底为骨腭,前端有切牙管通口腔。外侧壁由上而下有三个向下弯曲的骨片,分别称上、中、下鼻甲,每个鼻甲下方为相应的鼻道,分别称上、中、下鼻道。上鼻甲后上方与蝶骨之间的间隙,称蝶筛隐窝。中鼻甲后方有蝶腭孔,通向翼腭窝。鼻腔前方开口称梨状孔,后方开口称鼻后孔,通咽腔。

(4)鼻旁窦

是上颌骨、额骨、蝶骨及筛骨内的空的腔隙,位于鼻腔周围并开口于鼻腔。

①额窦:居眉弓深面,左右各一,窦口向后下,开口于中鼻道前部。

②筛窦也称筛小房,是筛骨的腔隙,呈蜂窝状,位于筛骨迷路内,分前、中、后筛窦。前、中筛窦开口于中鼻道,后筛窦开口于上鼻道。

③蝶窦:居蝶骨体内,被内板隔成左右两腔,多不对称,向前开口于蝶筛隐窝。

④上颌窦:最大,在上颌体内。窦顶为眶下壁,底为上颌骨牙槽突,与第1、2磨牙及第2前磨牙紧邻。前壁的凹陷处称尖牙窝,骨质最薄。内侧壁即鼻腔外侧壁,借上颌窦裂孔通中鼻道。窦口高于窦底,故窦内积液时直立体位不易引流。

(5)骨性口腔

骨性口腔由上颌骨、腭骨及下颌骨围成。顶即骨腭,前壁及外侧壁由下颌骨和上颌骨的牙槽突围成,向后通咽,低缺空,由软组织封闭。

第三节 附肢骨骼

附肢骨包括上肢骨和下肢骨。上、下肢骨分别由肢带骨和自由肢骨组成。上、下肢骨的数目和排列方式基本相同。上肢骨纤细轻巧,下肢骨粗大坚固。

一、上 肢 骨

(一)上肢带骨

1.锁骨

呈"～"形弯曲,位于颈根部水平处,全长位于皮下,可在体表扪到。内侧端粗大,为胸骨端,有关节面与胸骨柄相关节。外侧端扁平,为肩峰端,有小关节面与肩胛骨肩峰相关节。内侧2/3凸向前,呈三棱棒形;外侧1/3凸向后,呈扁平形。

2. 肩胛骨

为三角形扁骨,贴于胸廓后外面,介于第 2 到第 7 肋骨之间。可分二面、三缘和三个角。腹侧面或肋面与胸廓相对,为一大的浅窝,称肩胛下窝。背侧面有一横嵴,称肩胛冈。冈上、下方的浅窝,分别称冈上窝和冈下窝。肩胛冈向外侧延伸的扁平突起,称肩峰,与锁骨的肩峰端相关节。

(二)自由上肢骨

1. 肱骨(图 1 – 36)分一体及上、下两端。上端有朝向上后内方呈半球形的肱骨头,与肩胛骨的关节盂相关节。头周围的环状浅沟,称解剖颈。肱骨头的外侧和前方有隆起的大结节和小结节,它们向下各延伸一嵴,称大结节嵴和小结节嵴。两结节间有一纵沟,称结节间沟。上端与体交界处稍细,称外科颈,较易发生骨折。肱骨体上半部呈圆柱形,下半部呈三棱柱形。中部外侧面有粗糙的三角肌粗隆。后面中部,有一自内上斜向外下的浅沟,称桡神经沟,桡神经和肱深动脉沿此沟经过,肱骨中部骨折可能伤及桡神经。内侧缘近中点处有开口向上的滋养孔。下端较扁,外侧部前面有半球状的肱骨小头,与桡骨相关节;内侧部有滑车状的肱骨滑车,与尺骨形成关节。

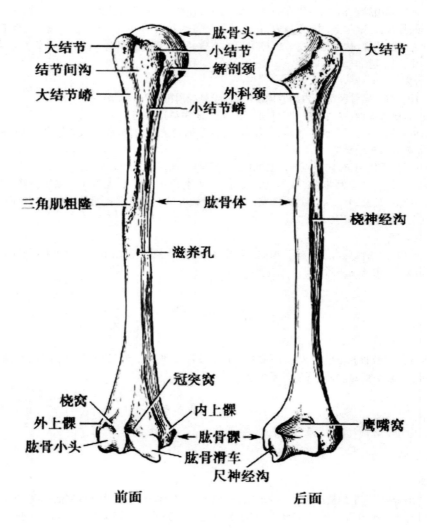

图 1 – 36　肱骨

2. 桡骨

位于前臂外侧部,分一体两端。上端膨大称桡骨头,头上面有关节凹与肱骨小头相关节;周围的环状关节面与尺骨相关节;头下方略细,称桡骨颈。颈的内下方有一突起称桡骨粗隆。桡骨体呈三棱柱形,内侧缘为薄锐的骨间缘。下端前凹后凸,外侧向下突出,称桡骨茎突。下端内面有关节面,称尺切迹,与尺骨头相关节,下面有腕关节面与腕骨相关节。桡骨茎突和桡骨头在体表可扪到。

3. 尺骨

居前臂内侧部,分一体两端。上端粗大,前面有一半圆形深凹,称滑车切迹,与肱骨滑车相关节。切迹后上方的突起称鹰嘴,前下方的突起称冠突。冠突外侧面有桡切迹,与桡骨头相关节;冠突下方的粗糙隆起,称尺骨粗隆。尺骨体上段粗,下段细,外缘锐利,为骨间缘,与桡骨的骨间缘相对。下端为尺骨头,其前、外、后有环状关节面与桡骨的尺切迹相关节,下面光滑借三角形的关节盘与腕骨隔开。

4. 手骨

包括腕骨、掌骨和指骨。

(1)腕骨

8 块。排成近、远二列。近侧列由桡侧向尺侧为:手舟骨、月骨、三角骨和豌豆骨;远侧列为:大多角骨、小多角骨、头状骨和钩骨。8 块腕骨连接形成一掌面凹陷的腕骨沟。各骨相邻的关节面,形成腕骨间关节。

(2)掌骨

5 块,由桡侧向尺侧,依次为第 1~5 掌骨。掌骨近端为底,接腕骨;远端为头,接指骨,中间部为体。第 1 掌骨短而粗,其底有鞍状关节面,与大多角骨的鞍状关节面相关节。

(3)指骨

属长骨,共 14 块。拇指有 2 节,其余各指为 3 节,分别为近节指骨、中节指骨和远节指骨。每节指骨的近端为底,中间部为体,远端为滑车。远节指骨远端掌面粗糙,称远节指骨粗隆。

二、下 肢 骨

(一)下肢带骨

髋骨是不规则骨,上部扁阔,中部窄厚,有朝向下外的深窝,称髋臼;下部有一大孔,称闭孔。左右髋骨与骶、尾骨围成骨盆。髋骨由髂骨、耻骨和坐骨组成,三骨会合于髋臼,16 岁左右完全融合。

1. 髂骨

构成髋骨上部,分为肥厚的髂骨体和扁阔的髂骨翼。髂骨体构成髋臼的上 2/5,翼上缘肥厚,形成弓形的髂嵴。髂嵴前端为髂前上棘,后端为髂后上棘。髂前上棘后方 5~7 cm 处,髂嵴外唇向外突起,称髂结节,它们都是重要的体表标志。

2. 坐骨

构成髋骨下部,分坐骨体和坐骨支。体组成髋臼的后下 2/5,后缘有尖形的坐骨棘,棘下方有坐骨小切迹。坐骨棘与髂后下棘之间为坐骨大切迹。坐骨体下后部向前、上、内延伸为较细的坐骨支,其末端与耻骨下支结合。

3. 耻骨

构成髋骨前下部,分体和上、下二支。体组成髋臼前下 1/5。与髂骨体的结合处上缘骨面粗糙隆起,称髂耻隆起,由此向前内伸出耻骨上支,其末端急转向下,成为耻骨下支。耻骨上支上面有一条锐嵴,称耻骨梳,向后移行于弓状线,向前终于耻骨结节,是重要体表标志。

4. 髋臼

由髂、坐、耻三骨的体合成。窝内半月形的关节面称月状面。窝的中央未形成关节面的部分,称髋臼窝。髋臼边缘下部的缺口称髋臼切迹。

（二）自由下肢骨

1. 股骨

是人体最长最结实的长骨，长度约为体高的1/4，分一体两端。上端有朝向内上前的股骨头，与髋臼相关节。头中央稍下有小的股骨头凹。头下外侧的狭细部称股骨颈。颈与体连接处上外侧的方形隆起，称大转子；内下方的隆起，称小转子，有肌肉附着。大、小转子之间，前面有转子间线，后面有转子间嵴。

2. 髌骨

是人体最大的籽骨，位于股骨下端前面，在股四头肌腱内，上宽下尖，前面粗糙，后面为关节面，与股骨髌面相关节。髌骨可在体表扪到。

3. 胫骨

位于小腿内侧部，是粗大的长骨。分一体两端。上端膨大，向两侧突出，形成内侧髁和外侧髁。二髁上面各有上关节面，与股骨髁相关节。两上关节面之间的粗糙小隆起，称髁间隆起。外侧髁后下方有腓关节面与腓骨头相关节。

4. 腓骨

位于胫骨外后方，为细长的长骨。上端稍膨大，称腓骨头，有腓骨头关节面与胫骨相关节。头下方缩窄，称腓骨颈。体内侧缘锐利，称骨间缘，有小腿骨间膜附着，体内侧近中点处，有向上开口的滋养孔。下端膨大，形成外踝。

5. 足骨

包括跗骨、跖骨和趾骨。

（1）跗骨

7块，属短骨。分前、中、后三列。后列包括上方的距骨和下方的跟骨；中列为位于距骨前方的足舟骨；前列为内侧楔骨、中间楔骨、外侧楔骨，及跟骨前方的骰骨。与下肢支持和负重功能相适应，跗骨几乎占据全足的一半，距骨上面有前宽后窄的关节面，称距骨滑车，与内、外踝和胫骨的下关节面相关节。距骨下方与跟骨相关节。跟骨后端隆突，为跟骨结节。距骨前接足舟骨，足舟骨内下方的隆起的舟骨粗隆是重要体表标志。

（2）跖骨

5块，为第1～5跖骨，形状和排列大致与掌骨相当，但比掌骨粗大。跖骨近端为底，与跗骨相接，中间为体，远端称头，与近节趾骨相接。

（3）趾骨

共14块。踇趾为2节，其余各趾为3节。形态和命名与指骨相同。母趾骨粗壮，其余趾骨细小，第5趾的远节趾骨甚小，往往与中节趾骨长合。

（张洋）

第二章　关　节　学

第一节　总　　论

骨与骨之间籍纤维结缔组织、软骨或骨相连,形成骨连结。按骨连结的不同方式,可分为直接连结和间接连结两大类(图2－1)。

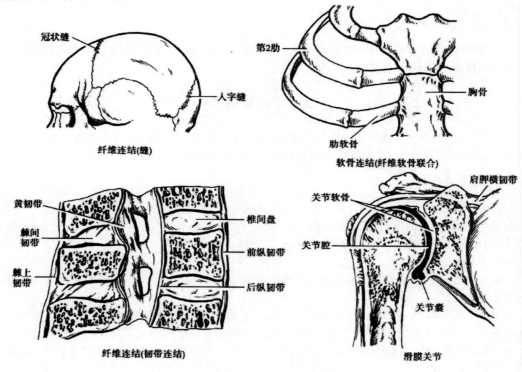

图2－1　骨连接的分类

一、直接连结

骨与骨籍纤维结缔组织或软骨直接连结,较牢固,不活动或少许活动。这种连结可分为纤维连结、软骨连结和骨性结合三类。

(一)纤维连结

两骨之间以纤维结缔组织相连结,可分为两种。

1.韧带连结

连接两骨的纤维结缔组织呈条索状或膜板状,如椎骨棘突之间的棘间韧带、前臂骨间膜等。

2.缝

两骨间籍少量纤维结缔组织相连,见于颅骨间,如颅的矢状缝和冠状缝等。如果缝骨化,则成为骨性结合。

（二）软骨连结

两骨之间籍软骨相连结,软骨连结可分为两种。

1. 透明软骨结合

如长骨骨干与骺之间的骺软骨、蝶骨与枕骨的结合等,多见于幼年发育时期,随着年龄增长而骨化,形成骨性结合。

2. 纤维软骨联合

如椎骨的椎体之间的椎间盘,及耻骨联合等。

软骨是一种特殊分化的结缔组织,由软骨细胞、软骨基质及埋藏于基质中的纤维共同组成,后二者称细胞间质,软骨细胞被包埋在基质的小腔内。

（三）骨性结合

两骨间以骨组织连结,常由纤维连结或透明软骨骨化而成,如骶椎椎骨之间的骨性结合以及髂、耻、坐骨之间在髋臼处的骨性结合等。

二、间 接 连 结

间接连结又称为关节或滑膜关节,是骨连结的最高分化形式。关节的相对骨面互相分离,之间为充以滑液的腔隙,其周围借结缔组织相连结,因而通常具有较大的活动性。

（一）关节的基本构造

1. 关节面

是参与组成关节的各相关骨的接触面。每一关节至少包括两个关节面,一般为一凸一凹,凸者称为关节头,凹者称为关节窝。关节面上终生被覆有关节软骨。

2. 关节囊

是由纤维结缔组织膜构成的囊,附着于关节的周围,并与骨膜融合续连,它包围关节,封闭关节腔。可分为内外两层。

外层为纤维膜,厚而坚韧,由致密结缔组织构成,含有丰富的血管和神经。纤维膜的厚薄通常与关节的功能有关,如下肢关节的负重较大,相对稳固,其关节囊的纤维膜则坚韧而紧张。

内层为滑膜,由薄而柔润的疏松结缔组织膜构成,衬贴于纤维膜的内面,其边缘附着于关节软骨的周缘,包被着关节内除关节软骨、关节唇和关节盘以外的所有结构。滑膜表面有时形成许多小突起,称为滑膜绒毛,多见于关节囊附着部的附近。

3. 关节腔

为关节囊滑膜层和关节面共同围成的密闭腔隙,腔内含有少量滑液,关节腔内呈负压,对维持关节的稳固有一定作用。

（二）关节的辅助构造

1. 韧带

是连于相邻两骨之间的致密结缔组织纤维束,有加强关节的稳固或限制其过度运动的作用。位于关节囊外的称囊外韧带,有的与囊相贴,为囊的局部纤维增厚,如髋关节的髂股韧带;有的与囊不相贴,分离存在,如膝关节的腓侧副韧带;有的是关节周围肌腱的直接延续,如膝关节的髌韧带。

2. 关节盘和关节唇

是关节内两种不同形态的纤维软骨。

关节盘位于构成关节骨的关节面之间,其周缘附着于关节囊,将关节腔分成两部。关节盘多呈圆盘状,中部稍薄,周缘略厚。有的关节盘呈半月形,称关节半月板。关节盘可调整关节面使其更为适配,减少外力对关节的冲击和震荡。

3.滑膜襞和滑膜囊

有些关节囊的滑膜表面积大于纤维层,滑膜重叠卷折并突入关节腔形成滑膜襞。有时此襞内含脂肪,则形成滑膜脂垫。在关节运动时,关节腔的形状、容积、压力发生改变,滑膜脂垫可起调节或填充作用。

（三）关节的运动

1.移动

是最简单的一个骨关节面在另一骨关节面上的滑动,如跗跖关节、腕骨间关节等。

2.屈和伸

通常是指关节沿冠状轴进行的运动。运动时,相关节的两骨之间的角度变小称为屈,反之,角度增大称为伸。一般关节的屈是指向腹侧面成角,而膝关节则相反,小腿向后贴近大腿的运动称为膝关节的屈,反之称为伸。

3.收和展

是关节沿矢状轴进行的运动。运动时,骨向正中矢状面靠拢称为收,反之,远离正中矢状面称为展。

4.旋转

是关节沿垂直轴进行的运动。如肱骨围绕骨中心轴向前内侧旋转,称旋内,而向后外侧旋转,则称旋外。

5.环转

运动的骨,其上端在原位转动,下端则作圆周运动,运动时全骨描绘出一圆锥形的轨迹。能沿两轴以上运动的关节均可作环转运动,如肩关节、髋关节和桡腕关节等,环转运动实际上是屈、展、伸、收依次结合的连续动作。

（四）关节的分类

1.单轴关节

关节只能绕一个运动轴作一组运动,包括两种形式。

（1）屈成关节

又名滑车关节,一骨关节头呈滑车状,另一骨有相应的关节窝。通常只能绕冠状轴作屈伸运动,如指骨间关节。

（2）车轴关节

由圆柱状的关节头与凹面状的关节窝构成,关节窝常为骨和韧带连成环组成。可沿垂直轴作旋转运动,如寰枢正中关节和桡尺近侧关节等。

2.双轴关节

关节能绕两个互相垂直的运动轴进行两组运动,也可进行环转运动,包括两种形式。

（1）椭圆关节

关节头呈椭圆形凸面,关节窝呈相应椭圆形凹面,可沿冠状轴作屈、伸运动,沿矢状轴作收、展运动,并可作环转运动,如桡腕关节和寰枕关节等。

（2）鞍状关节

两骨的关节面均呈鞍状,互为关节头和关节窝。鞍状关节有两个运动轴,可沿两轴作屈、伸、收、展和环转运动,如拇指腕掌关节。

3.多轴关节

关节具有两个以上的运动轴,可作多方向的运动。通常也有两种形式。

（1）球窝关节

关节头较大,呈球形,关节窝浅而小,与关节头的接触面积不到1/3,如肩关节。可作屈、伸、收、展、旋内、旋外和环转运动。也有的关节窝特别深,包绕关节头的大部分,虽然也属于球窝关节,但运动范围受到一定限制。

（2）平面关节

两骨的关节面均较平坦而光滑，但仍有一定的弯曲或弧度，也可列入多轴关节，可作多轴性的滑动或转动，如腕骨间关节和跗跖关节等。

第二节　中轴骨连结

中轴骨的连接包括颅骨的连接和躯干骨的连结。

一、躯干骨的连结

躯干骨的 24 块椎骨、1 块骶骨和 1 块尾骨籍骨连结形成脊柱，构成人体的中轴，上端承载颅，下端连接肢带骨。

（一）脊柱

1. 椎骨间的连结

各椎骨之间籍韧带、软骨和滑膜关节相连，可分为椎体间连结和椎弓间连结。

（1）椎体间的连结

椎体之间籍椎间盘及前、后纵韧带相连。

①椎间盘

是连结相邻两个椎体的纤维软骨盘，成人有 23 个椎间盘。椎间盘由两部分构成，中央部为髓核，是柔软而富有弹性的胶状物质，为胚胎时脊索的残留物。周围部为纤维环，由多层纤维软骨环按同心圆排列组成，牢固连结各椎体上、下面，保护髓核并限制髓核向周围膨出。23 个椎间盘的厚薄各不相同，中胸部较薄，颈部较厚，而腰部最厚，所以颈、腰椎的活动度较大（图 2-4）。

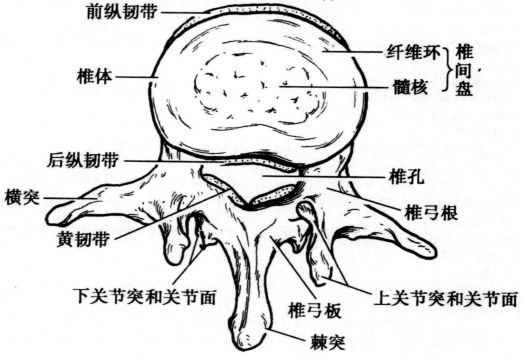

图 2-4　椎间盘和关节突

②前纵韧带

是椎体前面延伸的一束坚固的纤维束,宽而坚韧,上自枕骨大孔前缘,下达第1或第2骶椎椎体。其纵行的纤维牢固地附着于椎体和椎间盘,有防止脊柱过度后伸和椎间盘向前脱出的作用。

③后纵韧带

位于椎管内椎体的后面,窄而坚韧。起自枢椎并与覆盖枢椎椎体的覆膜相续,下达骶骨。与椎间盘纤维环及椎体上下缘紧密连结,而与椎体结合较为疏松,有限制脊柱过度前屈的作用。

（2）椎弓间的连结

包括椎弓板、棘突、横突间的韧带连结和上、下关节突间的滑膜关节。

①黄韧带

位于椎管内,为连结相邻两椎弓板间的韧带,由黄色的弹性纤维构成。黄韧带协助围成椎管,并有限制脊柱过度前屈的作用。

②棘间韧带

连结相邻棘突间的薄层纤维,附着于棘突根部到棘突尖。向前与黄韧带、向后与棘上韧带相移行。

③棘上韧带和项韧带

棘上韧带是连结胸、腰、骶椎各棘突尖之间的纵行韧带,前方与棘间韧带相融合,有限制脊柱前屈的作用。而在颈部,从颈椎棘突尖向后扩展成三角形板状弹性膜层,称为项韧带。

④横突间韧带

位于相邻椎骨横突间的纤维索,部分与横突间肌混合。

⑤关节突关节

由相邻椎骨的上、下关节突的关节面构成,属平面关节,只能作轻微滑动。

（3）寰椎与枕骨及枢椎的关节

①寰枕关节

为两侧枕髁与寰椎侧块的上关节凹构成的联合关节,属双轴型椭圆关节。两侧关节同时活动,可使头作俯仰和侧屈运动。

②寰枢关节

包括3个滑膜关节,2个在寰椎侧块,1个在正中复合体,分别称为寰枢外侧关节和寰枢正中关节。

①寰枢外侧关节,由寰椎侧块的下关节面与枢椎上关节面构成,关囊的后部及内侧均有韧带加强。

②寰枢正中关节,由齿突与寰椎前弓后方的关节面和寰椎横韧带构成。

寰枢关节沿齿突垂直轴运动,使头连同寰椎进行旋转。寰枕、寰枢关节的联合活动能使头作俯仰、侧屈和旋转运动。寰枢关节还由下列韧带增强:

①齿突尖韧带,由齿突尖延到枕骨大孔前缘。

②翼状韧带,由齿突尖向外上方延至枕髁内侧。

③寰椎横韧带,连结寰椎左、右侧块,防止齿突后退。

④覆膜,是坚韧的薄膜,从枕骨斜坡下降,覆盖于上述韧带的后面,向下移行于后纵韧带。

2. 脊柱的整体观及其运动

脊柱的整体观:脊柱的功能是支持躯干和保护脊髓。成年男性脊柱长约70 cm,女性的略短,约60 cm。其长度可因姿势不同而略有差异,静卧比站立时可长出2～3 cm,主要由于站立时椎间盘被压缩所致。椎间盘的总厚度约为脊柱全长的1/4。

①脊柱前面观

从前面观察脊柱,自第2颈椎到第3腰椎的椎体宽度,自上而下随负载增加而逐渐加宽,到第2骶椎为最宽,自骶骨耳状面以下,由于重力经髂骨传到下肢骨,椎体已无承重意义,体积也逐渐缩小。

②脊柱后面观

从后面观察脊柱,可见所有椎骨棘突连贯形成纵嵴,位于背部正中线上。颈椎棘突短而末端分叉,近水平位。胸椎棘突细长,斜向后下方,呈叠瓦状。腰椎棘突呈板状,水平伸向后方。

③脊柱侧面观

从侧面观察脊柱,可见成人脊柱有颈、胸、腰、骶4个生理性弯曲。其中,颈曲和腰曲凸向前,胸曲和骶曲凸向后。脊柱的这些弯曲增大了脊柱的弹性,对维持人体的重稳定和减轻震荡有重要意义。

(4)脊柱的运动

脊柱的运动在相邻两椎骨之间是有限的,但整个脊柱的活动范围较大,可作屈、伸、侧屈、旋转和环转运动。脊柱各部的运动性质和范围不同,这主要取决于关节突关节的方向和形状、椎间盘的厚度、韧带的位置及厚薄等。同时也与年龄、性别和锻炼程度有关。

(二)胸廓

胸廓由 12 块胸椎、12 对肋、1 块胸骨和它们之间的连结共同构成。它上窄,下宽,前后扁平,由于胸椎椎体前凸,水平切面上呈肾形。构成胸廓的主要关节有肋椎关节和胸肋关节。

1. 肋椎关节

肋骨与脊柱的连结包括肋头和椎体的连结以及肋结节和横突的连结。这两个关节在功能上是联合关节,运动时肋骨沿肋头至肋结节的轴线旋转,使肋上升或下降,以增加或缩小胸廓的前后径和横径,从而改变胸腔的容积有助于呼吸。

(1)肋头关节

由肋头的关节面与相邻胸椎椎体边缘的肋凹构成,属于微动关节且有肋头幅状韧带和关节内韧带加强。

(2)肋横突关节

由肋结节关节面与相应椎骨的横突肋凹构成,也属于微动关节。有肋横突韧带、囊韧带、肋横突上韧带和肋横突外侧韧带等加强。

2. 胸肋关节

由第 2 – 7 肋软骨与胸骨相应的肋切迹构成,属微动关节。第 1 肋与胸骨柄之间的连结是一种特殊的不动关节,第 8 – 10 肋软骨的前端不直接与胸骨相连,而依次与上位肋软骨形成软骨连结。

3. 胸廓的整体观及其运动成人胸廓近似圆锥形,容纳胸腔脏器

胸廓有上、下两口和前、后、外侧壁。胸廓上口较小,由胸骨柄上缘、第 1 肋和第 1 胸椎椎体围成,是胸腔与颈部的通道。由于胸廓上口的平面与第 1 肋的方向一致,向前下倾斜,故胸骨柄上缘约平对第 2 胸椎体下缘。胸廓下宽而不整,由第 12 胸椎、第 11 及 12 对肋前端、肋弓和剑突围成,膈肌封闭胸腔底。两侧弓在中线构成向下开放的胸骨下角。角的尖部有剑突,剑突又将胸骨下角分成了左、右剑肋角。

二、颅骨的连结

颅骨的连结可分为纤维连结、软骨连结和滑膜关节 3 种。

(一)颅骨的纤维连结和软骨连结

各颅骨之间借缝、软骨和骨相连结,彼此之间结合较为牢固。

颅盖诸骨是在膜的基础上骨化的,骨与骨之间留有薄层结缔组织膜,构成缝。有冠状缝、矢状缝、人字缝和蝶顶缝等。随着年龄的增长有的缝可发生骨化而成为骨性结合。

(二)颅骨的滑膜关节

颅骨的滑膜关节为颞下颌关节,又称下颌关节,由下颌骨的下颌头与颞骨的下颌窝和关节结节构成。其关节面表面覆盖的是纤维软骨。关节囊松弛,上方附着于下颌窝和关节结节的周围,下方附着于下颌颈,囊外有外侧韧带加强。

第三节　附肢骨连结

附肢的主要功能是支持和运动,故附肢骨的连结以滑膜关节为主。人类由于直立,上肢获得了适于抓握和操作的很大活动度,因而上肢关节以灵活运动为主;下肢起着支持身体的重要作用,所以下肢关节以运动的稳定为主。

一、上肢骨的连结

上肢骨的连结包括上肢带骨的连结和自由上肢骨的连结。

(一)上肢带骨连结

1.胸锁关节

是上肢骨与躯干骨连结的唯一关节。由锁骨的胸骨段与胸骨的锁切迹及第一肋软骨的上面构成,属于多轴关节。关节囊坚韧并由胸锁前、后韧带,锁间韧带、肋锁韧带等囊外韧带加强。囊内有纤维软骨构成的关节盘,将关节腔分为外上和内下两部分。

2.肩锁关节

由锁骨的肩峰端与肩峰的关节面构成,属于平面关节。是肩胛骨活动的支点。关节的上方有肩锁韧带加强,关节囊和锁骨下方有坚韧的喙锁韧带连于喙突。

3.喙肩韧带

为三角形的扁朝带,连于肩胛骨的喙突与肩峰之间,它与喙突、肩峰共同构成喙肩弓,架于肩关节上方,有防止肱骨头向上脱位的作用。

(二)自由上肢骨连结

1.肩关节由肱骨头与肩胛骨关节盂构成,也称盂肱关节,是典型的多轴球窝关节。近似圆球的肱骨头和浅而小的关节盂,虽然关节盂的周缘有纤维软构成的盂唇来加深关节窝,仍仅能容纳关节头的 $1/4 - 1/3$。肩关节的这种骨结构形状增加了运动幅度,但也减少了关节的稳固,因此,关节周围的肌肉、初带对其稳固性起了重要作用。

肩关节为全身最灵活的关节,可作 3 轴运动,即冠状轴上的屈和伸,矢状轴上的收和展,垂直轴上旋内、旋外及环转运动。臂外展超过 $40° \sim 60°$ 角,继续抬高至 $180°$ 角时,常伴随胸锁与肩锁关节的运动及肩胛骨的旋转运动。

2.肘关节是由肱骨下端与尺、桡骨上端构成的复关节,包括 3 个关节。

(1)肱尺关节

由肱骨滑车和尺骨滑车切迹构成。

(2)肱桡关节

由肱骨小头和桡骨头关节凹构成。

(3)桡尺近侧关节

由桡骨环状关节面和尺骨桡切迹构成。

因肱骨滑车的内侧缘更为向前下突出,超过外侧缘约 6 mm,使关节的运动轴斜向下外,当伸前臂时,前臂偏向外侧,与上臂形成约 $163°$ 的"提携角"。肘关节的提携角使关节处于伸位时,前臂远离正中线,增大了运动幅度;关节处于屈位时,前臂贴近正中线,有利于生活和劳动的操作。肱桡关节能做屈、伸和旋前、旋后运动,桡尺近侧关节与桡尺远侧关节联合可使前臂旋前和旋后。

肱骨内、外上髁和尺骨鹰嘴都易在体表扪及。当肘关节伸直时,此 3 点位于一条直线上,当肘关节屈至 $90°$ 角时,此 3 点的连线构成一个顶角朝下的等腰三角形。肘关节发生脱位时,鹰嘴移位,3 点位置关系发生改变。而肱骨髁上骨折时,3 点位置关系不变。

3.桡尺连结桡、尺骨借桡尺近侧关节、桡尺远侧关节和前臂骨间膜相连。

（1）前臂骨间膜：连结尺骨和烧骨的膏间缘之间的坚韧纤维膜。纤维方向是从桡骨斜向下内达尺骨。当前臂处于旋前或旋后位时，骨间膜松弛。前臂处于半旋前位时，骨间膜最紧张，这也是骨间膜的最大宽度。

（2）桡尺近侧关节（见肘关节）

（3）桡尺远侧关节：由尺骨头环状关节面构成关节头，由桡骨的尺切迹及自下缘至尺骨茎突根部的关节盘共同构成关节窝。关节盘为三角形纤维软骨板，将尺骨头与腕骨隔开。关节囊松弛，附着于关节面和关节盘周缘。桡尺近侧和远侧关节是联合关节，前臂可作旋转运动，其旋转轴为通过桡骨头中心至尺骨头中心的连线。

4.手关节包括烧腕关节、腕骨间关节、腕拿关节、掌骨间关节、掌指关节和指骨间关节。

（1）梭腕关节

又称腕关节，是典型的椭圆关节。由手舟骨、月骨和三角骨的近侧关节面作为关节头，桡骨的腕关节面和尺骨头下方的关节盘作为关节窝而构成。

（2）腕骨间关节

为相邻各腕骨之间构成的关节，可分为近侧列腕骨间关节、远侧列腕骨间关节和两列腕骨之间的腕中关节。各腕骨之间借韧带连结成一整体，各关节腔彼此相通，只能作轻微的滑动和转动，属微动关节。

（3）腕掌关节

由远侧列腕骨与5个掌骨底构成。除拇指和小指的腕掌关节外，其余各指的腕掌关节运动范围极小。

（4）掌骨1间关节

是第2掌骨底相互之间的平面关节，其关节腔与腕掌关节腔交通。

（5）掌指关节

共5个，由掌骨头与近节指骨底构成。关节囊薄而松弛，其前、后有韧带增强，掌侧韧带较坚韧，并含有纤维软骨板。囊的两侧有侧副韧带，从掌骨头两侧延向下附着于指骨底两侧，此韧带在屈指时紧张，伸指时松弛。

（6）指骨间关节

共9个，由各指相邻两节指骨的底和滑车构成，是典型的滑车关节。关节囊松弛，两侧有韧带加强，只能作屈、伸运动。指屈曲时，指背凸出的部分是指骨滑车。

二、下肢骨的连结

下肢的主要功能是支持体重和运动，以及维持身体的直立姿势。下肢骨的形态结构为适应功能需要而变得更粗大强壮，适于支撑和抗拒机械重力，内部的骨小梁构造也呈现出特殊的重力线排列模式。髋骨则为适应女性分娩，其形态结构也表现出性别差异。

下肢关节在结构上的牢固是通过关节面的形态、关节囊韧带的粗细、数量和关节周围肌肉的大小和强度来获得的。下肢骨的连结包括下肢带骨的连结和自由下肢骨的连结。

（一）下肢带骨连结

1.骶髂关节：由骶骨和髂骨的耳状面构成，关节面凹凸不平，彼此结合十分紧密。关节囊紧张有骶髂前韧带和骶髂后韧带加强。关节后上方尚有骶髂骨间韧带充填和连结。骶髂关节具有相当大的稳固性，以适应支持体质量的功能。在妊娠妇女其活动度可稍增大。

2.髋骨与脊柱间的韧带连结髋骨与脊柱之间常借下列韧带加固。

（1）髂腰韧带

强韧肥厚，由第5腰椎横突横行放散至髂峰的后上部。

（2）骶结节韧带

位于骨盆后方，起自骶、尾骨的侧缘，呈扇形，集中附着于坐骨结节内侧缘。

（3）骶棘韧带

位于骶结节前带的前方，起自骶、尾骨侧缘，呈三角形，止于坐骨棘，其起始部为骶结节韧带所遮掩。

3.耻骨联合：由两侧耻骨联合面借纤维软骨构成的耻骨间盘连结构成。耻骨间盘中往往出现一矢状位的裂隙，女性较男性的厚，裂隙也较大，孕妇和经产妇尤为显著。

4.髋骨的固有韧带亦即闭孔膜，它封闭闭孔并为盆内、外肌肉提供附着。膜的上部与闭孔沟围成闭膜管，有神经、血管通过。

5.骨盆：由左、右髋骨和骶、尾骨以及其间的骨连结构成。人体直立时，骨盆向前倾斜，两侧髂前上棘与两耻骨结节位于同一冠状面内，此时，尾骨尖与耻骨联合上缘位于同一水平面上。骨盆可由骶骨岬向两侧经弓状线、耻骨梳、耻骨结节致耻骨联合上缘构成的环形界线，分为上方的大骨盆又称假骨盆，和下方的小骨盆，又称真骨盆。

大骨盆，由界线上方的髂骨翼和骶骨构成。由于骨盆向前倾斜状，故大骨盆几乎没有前壁。

小骨盆，是大骨盆向下延伸的骨性狭窄部，可分为骨盆上口、骨盆下口和骨盆腔骨盆上口由上述界线围成，呈圆形或卵圆形。骨盆下口由尾骨尖、骶结节韧带、坐骨结节、坐骨支、耻骨支和耻骨联合下缘围成，呈菱形。两侧坐骨支与耻骨下支连成耻骨弓，它们之间的夹角称为耻骨下角。骨盆上、下口之间的腔称为骨盆腔。小骨盆腔也称为固有盆腔，该腔内有直肠、膀胱和部分生殖器官。小骨盆腔是一前壁短，侧壁和后壁较长的弯曲通道，其中轴为骨盆轴，分娩时，胎儿循此轴挽出。

骨盆是躯干与自由下肢骨之间的骨性成分，起着传导重力和支持、保护盆腔脏器的作用。人体直立时，体质量自第5腰椎、骶骨经两侧的骶髂关节、髋臼传导至两侧的股骨头，再由股骨头向下到达下肢。

（二）自由下肢骨连结

1.髋关节

由髋臼与股骨头构成，属多轴的球窝关节。髋臼的周缘附有纤维软骨构成的髋臼唇，以增加髋臼的深度。髋臼切迹被髋臼横韧带封闭，使半月形的髋臼关节面扩大为环形以紧抱股骨头。髋臼窝内充填脂肪组织。

髋关节的关节囊坚韧致密，向上附着于髋臼周缘及横韧带，向下附着于股骨颈，前面达转子间线后面包罩股骨颈的内侧2/3，使股骨颈骨折有囊内、囊外骨折之分。关节囊周围有多条韧带加强

（1）髂股韧带

最为强健，起自髂前下棘，呈人字形向下经囊的前方止于转子间线。可限制大腿过伸，对维持人体直立姿势有很大作用。

（2）股骨头韧带

位于关节内，连结股骨头凹和髋臼横韧带之间，为滑膜所包被，内含营养股骨头的血管。当大腿半屈并内收时，韧带紧张，外展时韧带松弛。

（3）耻股韧带

由耻骨上支向外下于关节囊前下壁与髂股韧带的深部融合。可限制大腿的外展及旋外运动。

（4）坐股韧带

加强关节囊的后部，起自坐骨体，斜向外上与关节囊融合，附着于大转子根部。可限制大腿的旋内运动。

（5）轮匝带

是关节囊的深层纤维围绕股骨颈的环形增厚，可约束股骨头向外脱出。

2.膝关节

由股骨下端、胫骨上端和髌骨构成，是人体最大最复杂的关节。髌骨与股骨的髌面相接，股骨的内、外侧髁分别与胫骨的内、外侧髁相对。

膝关节的关节囊薄而松弛，附着于各关节面的周缘，周围有韧带加固，以增加关节的稳定性。主要韧带有

（1）髌韧带

为股四头肌腱的中央部纤维索，自髌骨向下止于胫骨粗隆。髌韧带扁平而强韧，其浅层纤维越过髌骨

连于股四头肌腱。

（2）腓侧副朝带

为条索状坚韧的纤维索，起自股骨外上髁，向下延伸至腓骨头。韧带表面大部分被股二头肌腱所遮盖，与外侧半月板不直接相连。

（3）胫侧副韧带

呈宽扁束状，位于膝关节内侧后份。起自股骨内上髁，向下附着于胫骨内侧髁及相邻骨体，与关节囊和内侧半月板紧密结合。胫侧副韧带和腓侧副韧带在伸膝时紧张，屈膝时松弛，半屈膝时最松驰。因此，在半屈膝位允许膝关节作少许旋内和旋外运动。

（4）腘斜朝带

由半膜肌腱延伸而来，起自腔骨内侧髁，斜向外上方，止于股骨外上髁，部分纤维与关节囊融合，可防止膝关节过伸。

（5）膝交叉韧带

位于膝关节中央稍后方，非常强韧，由滑膜衬覆，可分为前、后两条。

前交叉韧带，起自胫骨髁间隆起的前方内侧，与外侧半月板的前角愈着，斜向后上方外侧，纤维呈扇形附着于股骨外侧髁的内侧。

后交叉韧带，较前交叉韧带短而强韧，并较垂直。起自腔骨裸间隆起的后方，斜向前上方内侧，附着于股骨内侧髁的外侧面。

半月板，是垫在股骨内、外侧裸与胫骨内、外侧髁关节面之间的两块半月形纤维软骨板，分别称为内、外侧半月板。

内侧半月板，较大，呈"C"形，前份窄后份宽，外缘与关节囊及胫侧副韧带紧密相连。

外侧半月板较小，近似"O"形，外缘亦与关节囊相连。

半月板上面凹陷，下面平坦，外缘厚，内缘薄，两端借韧带附着于胫骨髁间隆起。周围区域有来自关节囊的毛细血管襻分布，内侧区域相对无血管。半月板使关节面更为相适，也能缓冲压力，吸收震荡，起弹性垫的作用。

3.胫腓连结胫、腓两骨之间的连结紧密，上端由胫骨外侧髁与腓骨头构成微动的胫腓关节，两骨干之间有坚韧的小腿骨间膜相连，下端借胫腓前韧带和胫腓后韧带构成坚强的韧带连结。小腿两骨间的活动度甚小。

4.足关节包括距小腿关节、跗骨间关节、跗跖关节、跖骨间关节、跖趾关节和趾骨间关节。

（1）距小腿关节

亦称踝关节，由胫、腓骨的下端与距骨滑车构成，近似单轴的屈成关节，在足背屈或跖屈时，其旋转轴是可变的。踝关节的关节囊附着于各关节面的周围，囊的前、后壁薄而松弛，两侧有韧带增厚加强。

（2）跗骨间关节

是跗骨诸骨之间的关节，以距跟关节又称距下关节、距跟舟关节和跟骰关节较为重要。

（3）跗跖关节

又称 Lisfmnc 关节，由 3 块楔骨和骰骨的前端与 5 块跖骨的底构成，属平面关节，可作轻微滑动。在内侧楔骨和第 1 跖骨之间可做轻微的屈、伸运动。

（4）跖骨间关节

由第 2－5 跖骨底的毗邻面借韧带连结构成，属平面关节，活动甚微。而第 1、2 跖骨底之间并未相连，在这一点上姆趾与拇指相似。

（5）姆趾关节

由姆骨头与近节趾骨底构成，可作轻微的屈、伸、收、展运动。

（6）趾骨间关节

由各趾相邻的两节趾骨底与滑车构成，可作屈、伸运动。

5.足弓：跗骨和跖骨借其连结形成凸向上的弓，称为足弓。只有人类的足是基于骨骼的形态而形成明显的弓形。

内侧纵弓由跟骨、距骨、舟骨、3 块楔骨和内侧的 3 块跖骨连结构成，弓的最高点为距骨头。内侧纵弓前端的承重点在第 1 跖骨头,后端的承重点是跟骨的跟结节。内侧纵弓比外侧纵弓高,活动性大,更具有弹性。

外侧纵弓由跟骨、骰骨和外侧的 2 块跖骨连结构成,弓的最高点在骰骨。外侧纵弓的运动幅度非常有限,活动度较小,适于传递重力和推力,而不是吸收这些力。

横弓由骰骨、3 块楔骨和跖骨连结构成,弓的最高点在中间楔骨。横弓呈半穹隆形,其足底的凹陷朝内,当两足紧紧并拢时,则形成一完整的穹隆。横弓通常是由跖骨头传递力,腓骨长肌腱是维持横弓的强大力量。

足弓增加了足的弹性,使足成为具有弹性的“三脚架”。人体的重力从踝关节经距骨向前、后传递到跖骨头和跟骨结节,从而保证直立时足底着地支撑的稳固性,在行走和跳跃时发挥弹性和缓冲震荡的作用。足弓还可保护足底的血管、神经免受压迫,减少地面对身体的冲击,以保护体内器官,特别是大脑免受震荡。

足弓的维持除了依靠各骨的连结之外,足底的韧带以及足底的长、短肌腱的牵引对维持足弓也起着重要作用。这些韧带虽然十分坚韧,但缺乏主动收缩能力,一旦被拉长或受损,足弓便有可能塌陷,成为扁平足。

足在进化过程中,已由最初作为抓握和触觉器官演变为具有运动和支撑功能的器官,以适应直立行走。在行走时,足起着杠杆作用,其支点在距下关节,以增加小腿向前的推力。由韧带和肌腱来维持其紧张状态的足弓,使足好像一个复杂的弹簧传递运动中的作用力:足跟着地时制止身体的前冲,脚趾离地时推动身体向前,外侧纵弓使足稳固着地,内侧纵弓则传递向前推力。有了足弓,使人行走时耗能最少而效率提高。

（张洋）

第三章 肌 学

第一节 总 论

肌根据结构与功能不同分为平滑肌、心肌和骨骼肌。

一、肌的形状和构造

骨骼肌包括肌腹和肌腱两部分。骨骼肌有红肌与白肌之分。每块肌肉太都含有这两种纤维阔肌的腱性部分呈薄膜状,称腱膜。

肌的形状多祥,按其外形大致可分为长肌、短肌、阔肌(扁肌)和轮匝肌4种。长肌多见于四肢。短肌多见于躯干深层。阔肌(扁肌)多见于胸腹壁。轮匝肌主要由环形的肌纤维构成。

二、肌的起止、配置和作用

通常把接近身体正中或四肢部靠近近侧的附着点看作肌肉的起点或定点;把另一端则看作为止点或动点。每一个关节至少配置与运动方向完全相反的两组肌,这些在作用上相互对抗的肌称为拮抗肌。关节在做某一种运动时,通常是几块肌共同配合完成的,这些功能相同的肌称为协同肌。通常完成一种动作,需要许多肌参与,但起不同的作用,称原动肌;还有一些肌起着固定附近关节的作用,这些肌称为固定肌。

三、肌的功能的检查

在临床上应用肌电图可以研究深、浅层肌的随意活动,无论是肌处于静止、还是运动状态下均可运用,并能获得所查肌的正常或异常的肌电图。

四、肌 的 命 名

肌按形状、大小、位置、起止点、作用等命名如斜方肌、三角肌等是按形状命名的;冈上肌、冈下肌、骨间肌等是按位置命名的;肱二头肌、股四头肌等是按肌的形态结构和部位综合命名的;胸大肌、腰大肌等又以大小和位置综合命名;胸锁乳突肌、胸骨舌骨肌等按其起止点命名;旋后肌、大收肌等是按作用命名;腹外斜肌、腹横肌则是根据位置和肌束的方向命名的。

五、肌的補助裝置

肌的周围配布有辅助装置,具有保持肌的位置、协助肌的活动、减少运动的摩擦等功能,包括筋膜、滑膜囊、腱鞘和籽骨等。

(一)筋膜

筋膜遍布全身,分浅筋膜和深筋膜两类。

1.浅筋膜又称皮下组织或皮下脂肪,位于真皮之下,包被全身,由疏松结缔组织构成,富含脂肪。

2.深筋膜又称固有筋膜,由致密结缔组织构成,位于浅筋膜的深面,它包被体壁、四肢的肌和血管神经等。

（二）滑膜囊

滑膜囊由疏松结缔组织分化而成,为封闭的扁囊,内有滑液,多位于肌或肌腱与骨面相接触处,以减少两者之间的摩擦。

（三）腱鞘

腱鞘是包围在肌腱外面的鞘管,腱鞘的纤维层又称腱纤维鞘(fibrous sheath of tendon),它位于外层,为深筋膜增厚所形成的骨性纤维性管道。腱鞘的滑膜层(synovial layer)又称腱滑膜鞘(synovial sheath of tendon),位于腱纤维鞘内,是由滑膜构成的双层圆筒形的鞘。

（四）籽骨

籽骨(sesamoid bone)由肌腱骨化而成,直径一般只有几毫米,但髌骨例外,为全身最大的籽骨。

六、肌的血管、淋巴管和神经

1.肌的血液供应

肌的血供丰富,代谢旺盛,对缺血较为敏感。血管多与神经伴行,沿肌间隔、筋膜间隙走行,进入肌内并反复分支,在肌内膜形成包绕肌纤维的毛细血管网。

2.肌的淋巴回流

肌的淋巴回流始于肌的毛细淋巴管,它们位于肌外膜和肌束膜内,离肌后沿途伴随静脉回流,并汇入较大的淋巴管。

3.肌的神经支配

每块肌都有神经支配,支配肌的神经分支称肌支。要有两种形式,一种与肌纤维平行,如梭形肌;另一种与肌纤维垂直,如阔肌。运动单位是肌收缩的最小单位。在正常清醒的人体中,各肌都有少量的运动单位在轮流收缩,使肌保持一定的张力,称肌张力(muscle tone)。

运动纤维有 γ 运动纤维和 α 运动纤维,较细 γ 的运动纤维维持肌张力;较粗的 α 运动纤维使骨骼肌纤维收缩。运动纤维末梢和肌纤维之间建立突触连接,称运动终板(motor endplate)或神经肌接头(neuro - muscular junction)

七、肌的发生及异常

人类骨骼肌在胚胎时期由排列在躯干两侧的肌节和头部的鳃弓间充质演化而来。其中,肌节演化为躯干肌、四肢肌及部分头部肌,5 对鳃弓的间充质演化为头颈部肌及斜方肌等。眼外肌、舌肌来自肌节。人胚的肌节共40 对,最初排列于神经管的两侧,以后向腹侧延伸,于是分为背侧部和腹侧部。背侧部分化为背侧固有肌,腹侧部分化为躯干前外侧壁肌、颈肌和四肢肌。由肌节分化为各个肌的方式不同,有的肌由若干相邻的肌节融合而成,有些经过肌节分裂而形成。近年来还认为,四肢肌可能来自肢芽的间质,先由间充质聚集成为原肌团,以后各原肌团经过分裂、融合和迁移而形成四肢各群肌。

第二节　头　　肌

头肌分为面肌和咀嚼肌两部分(表3-1)。

一、面　　肌

面肌为扁薄的皮肌,位置表浅,起自颅骨的不同部位,止于头面部皮肤。

1. 颅顶肌

颅顶肌(epicranius)薄而宽阔,由两个肌腹和中间的帽状腱膜(galea aponeurotica)构成。

(二)眼轮匝肌

眼轮匝肌(orbicularis oculi)围绕睑裂周围,为椭圆形扁肌,分眶部、睑部、泪囊部。

(三)口周围肌

由于人类语言功能极为发达,口周围肌在结构上高度分化,形成辐射状肌和环形肌。

(四)鼻肌

鼻肌不发达,为几块扁薄小肌,分布在鼻孔周围,有开大或缩小鼻孔的作用。

二、咀　嚼　肌

咀嚼肌(masticatory muscles)有4对,配布于颞下颌关节周围,参与咀嚼运动。

(一)咬肌

咬肌(masseter)为长方形扁肌,起自颧弓的下缘和内面,纤维斜向后下止于咬肌粗隆,其作用为上提下颌骨(图3-7)。

(二)颞肌

颞肌(temporalis)起自颞窝,肌束呈扇形向下会聚(前部纤维呈垂直位,后部纤维呈水平位),通过颧弓的深面,止于下颌骨的冠突,收缩时上提上颌骨,后部纤维向后拉下颌骨。

(三)翼内肌

翼内肌(medial pterygoid)起自翼突窝,纤维方向同咬肌,止于下颌角内面的翼肌粗隆,收缩时上提下颌骨,并使其向前运动。

(四)翼外肌

翼外肌(lateral pterygoid)在颞下窝内,起自蝶骨大翼的下面和翼突的外侧,向后外止于下颌颈。两侧同时收缩,使下颌头和关节盘向前至关节结节的下方,作张口运动。

三、头 部 筋 膜

头部浅筋膜不发达。绝大部分面肌和翼内、翼外肌表面无深筋膜,只有肌外膜包围。深筋膜只在3处比较明显。分别为:颞筋膜、腮腺咬肌筋、颊咽筋膜。

四、表浅肌腱膜系统

表浅肌腱膜系统(superficial musculoaponeurotic system,SMAS)的概念由 Mitz 和 Peyronie 于 1976 年首次提出,是指颅顶和面颈部皮下组织深面的一层连续性肌腱膜结构,它的浅面有脂肪组织与皮肤相隔,深面有疏松结缔组织与深筋膜相隔。

第三节　颈　　肌

颈以斜方肌前缘为界分为前、后两部,前部为颈部,后部为项部。根据颈肌的位置,将其分为颈浅肌与颈外侧肌、颈前肌、颈深肌 3 群

一、颈浅肌与颈外侧肌

(一)颈阔肌

颈阔肌(platysma)位于颈部浅筋膜内,为一皮肌,薄而宽阔,起自胸大肌和三角肌表面的筋膜,向上内止于口角、下颌骨下缘及面部皮肤。

(二)胸锁乳突肌

胸锁乳突肌(sternocleidomastoid)位于颈部两侧,大部分被颈阔肌所覆盖,为一强有力的肌并在颈部形成明显标志。

二、颈　前　肌

颈前肌包括舌骨上肌群和舌骨下肌群。

(一)舌骨上肌群

舌骨上肌群在舌骨与下颌骨之间,每侧四块肌。

1. 二腹肌(digastric)在下颌骨的下方,有前、后二腹。
2. 下颌舌骨肌(mylohyid)二腹肌前腹深面的三角形扁肌,起自下颌骨的下颌舌骨肌线,止于舌骨,与对侧肌会合于正中线,组成口腔底。
3. 茎突舌骨肌(stylohyoid)居二腹肌后腹之上并与之伴行,起自茎突,止于舌骨。
4. 颏舌骨肌(geniohyoid)在下颌舌骨肌深面,起自下颌骨颏棘,止于舌骨。

(二)舌骨下肌群

舌骨下肌群位于颈前部,在舌骨下方正中线的两旁,居喉、气管、甲状腺的前方,每侧也有 4 块肌,分浅、深两层排列,各肌均按下颌支照起止点命名:

1. 胸骨舌骨肌(sternohyoid)为薄片带状肌,在颈部正中线的两侧。
2. 肩胛舌骨肌(omohyoid)在胸骨舌骨肌的外侧,为细长带状肌,分为上腹、下腹,由位于胸锁乳突肌下部深面的中间腱相连。

胸骨甲状肌(sternothyroid)在胸骨舌骨肌深面,是甲状腺手术时辨认层次的标志甲状舌骨肌(thyrohyoid)在胸骨甲状肌的上方,被胸骨舌骨肌遮盖。

舌骨下肌群的作用:下降舌骨和喉,甲状舌骨肌在吞咽时可提喉使之靠近舌骨。

三、颈 深 肌

颈深肌分为内侧群和外侧群。

(一)外侧群

外侧群位于脊柱颈段的两侧,有前斜角肌(scalenus anterior)、中斜角肌(scalenus medius)和后斜角肌(scalenus posterior)。各肌均起自颈椎横突,其中前、中斜角肌止于第1肋,后斜角肌止于第2肋,前、中斜角肌与第1肋之间的空隙为斜角肌间隙(scalene fissure),有锁骨下动脉和臂丛通过。

(二)内侧群

内侧群在脊柱颈段的前方,有头长肌(longus capitis)和颈长肌(longus colli)等,合称椎前肌(ante－rior vertebral muscle)。椎前肌能屈头、屈颈。

四、颈 部 筋 膜

颈部筋膜较为复杂,可分为颈浅筋膜和颈深筋膜。

第 四 节 躯 干 肌

躯干肌可分为背肌、胸肌、膈、腹肌和会阴肌。

一、背 肌

(一)背浅肌

背浅肌分为两层,均起自脊柱的不同部位,止于上肢带骨或自由上肢骨。浅层有斜方肌和背阔肌,深层有肩胛提肌和菱形肌。

1. 斜方肌(trapezius)位于项部和背上部的浅层,为三角形的阔肌,左右两侧合在一起呈斜方形。
2. 背阔肌(latissimus dorsi)为全身最大的扁肌。
3. 肩胛提肌(levator scapulae)位于项部两侧、斜方肌的深面。
4. 菱形肌(rhomboideus)位于斜方肌的深面,为菱形的扁肌。

(二)背深肌

背深肌在脊柱两侧排列,分为长肌和短肌。

1. 竖脊肌(又称骶棘肌)(erectorspinae)为背肌中最长、最大的肌。
2. 夹肌(splenius)位于斜方肌、菱形肌的深面。

(三)背部筋膜

被覆于斜方肌和背阔肌表面的深筋膜较薄弱,但在竖脊肌周围的筋膜特别发达,称胸腰筋膜。

二、胸 肌

胸肌分为两群,一群是胸上肢肌,为阔肌,位于胸壁的前面及侧面浅层,止于上肢带骨或肱骨;另一群是胸固有肌,参与胸壁的构成,仍保持着节段性特征。

（一）胸上肢肌

1.胸大肌（pectoralis major）位置表浅，宽而厚，呈扇形，覆盖胸廓前壁的大部。

2.胸小肌（pectoraUs minor）位于胸大肌深面，呈三角形。

3.前锯肌（serratus anterior）为宽大的扁肌，位于胸廓侧壁。

（二）胸固有肌

1.肋间外肌（intercostales extemi）共 11 对，位于各肋间隙的浅层。

2.肋间内肌（intercostales intemi）位于肋间外肌的深面。

3.肋间最内肌（intercostales intimi）位于肋间隙中份。

4.胸横肌（transversus thoracis）在胸前壁的内面。

（三）胸部筋膜

胸部筋膜分浅、深二层，浅层覆盖胸大肌表面，较薄弱，深层在胸大肌深面，包裹胸小肌，向上附于锁骨，在胸小肌和锁骨之间增厚的部分称锁胸筋膜（davipectoml fascia），有血管、神经穿过。胸壁内面有胸内筋膜覆盖。

三、膈

膈（diaphragm）是分隔胸、腹腔的扁肌，呈穹隆形，其隆凸的上面朝向胸腔，凹陷的下面朝向腹腔。

膈上有 3 个裂孔：在第 12 胸椎前方，左右两个膈脚与脊柱之间有主动脉裂孔（aortic hiatus），有主动脉和胸导管通过；主动脉裂孔的左前上方，约在第 10 胸椎水平，有食管裂孔（esophageal hiatus），有食管和迷走神经通过；在食管裂孔的右前上方的中心键内有腔静脉孔（vena caval foramen），约在第 8 胸椎水平，有下腔静脉通过。

四、腹　　肌

腹肌位于胸廓与骨盆之间，参与腹壁的组成，按其部位可分为前外侧群、后群两部分。

（一）前外侧群

前外侧群构成腹腔的前外侧壁，包括呈带状的腹直肌和 3 块宽阔的扁肌：腹外斜肌、腹内斜肌和腹横肌。

1.腹外斜肌（obliquus extemus abdominis）为宽阔扁肌，位于腹前外侧部的浅层。腹外斜肌腱膜的下缘卷曲增厚连于髂前上棘与耻骨结节之间，称为腹股沟韧带（inguinal lig - ament）。腹股沟韧带的内侧端有一小束腱纤维向下后方返折至耻骨梳，为腔隙韧带（陷窝韧带）（lacnmar ligament），腔隙韧带延伸并附于耻骨梳的部分称耻骨梳韧带（pectineal ligament）（即 Cooper 韧带），腹股沟韧带和耻骨梳韧带都是腹股沟疝修补术时用来加强腹股沟管壁的重要结构。在耻骨结节外上方，腱膜形成一三角形的裂孔，为腹股沟管浅（皮下）环（superficial inguinal ring）。

2.腹内斜肌（obliquus intemus abdominis）大部分位于腹外斜肌深面，腹内斜肌下部起于腹股沟韧带的肌束行向前下，越过精索前面，延续为腱膜，与腹横肌的腱膜会合形成腹股沟镰（inguinal falx）或称联合腱（conjoint tendon），止于耻骨梳的内侧端及耻骨结节附近（图 3 - 23）。腹内斜肌的最下部发出一些细散的肌纤维，包绕精索和睾丸，称为提睾肌。

3.腹横肌（transversus abdominis）在腹内斜肌深面。

4.腹直肌（rectus abdominis）位于腹前壁正中线的两旁，居腹直肌鞘中。

5.腹直肌鞘（sheath of rectus abdominis）包绕腹直肌，由腹外侧壁 3 块扁肌的腱膜构成。

6.白线（linea alba）位于腹前壁正中线上，为左、右腹直肌鞘之间的隔，由两侧三层扁肌腱膜的纤维交织而成。

（二）后群

后群有腰大肌和腰方肌。

（三）腹股沟管

腹股沟管（inguinal canal）为男性精索或女性子宫圆韧带所通过的肌和腱之间的一条裂隙，位于腹前外侧壁的下部，在腹股沟韧带内侧半的上方。

（四）腹股沟（海氏）三角

腹股沟（海氏）三角（inguinal（Hesselbach）triangle）位于腹前壁下部，是由腹直肌外侧缘、腹股沟韧带和腹壁下动脉围成的三角区。

（五）腹部筋膜

腹部筋膜包括浅筋膜、深筋膜和腹内筋膜。
①浅筋膜腹上部为一层，在脐以下分为浅、深两层。浅层内含脂肪，称 Camper 筋膜，向下与会阴浅筋膜、阴囊肉膜相续；深层为膜性层，含有弹性纤维，称 Scarpa 筋膜，向下与大腿的阔筋膜愈着。
②深筋膜可分为数层，分别覆盖在前外侧群各肌的表面和深面。
③腹内筋膜贴附在腹腔各壁的内面。

第五节　上　肢　肌

上肢肌分为上肢带肌、臂肌、前臂肌和手肌。

一、上　肢　带　肌

上肢带肌又称肩肌，配布于肩关节周围，均起自上肢带骨，止于肱骨，能运动肩关节并能增强关节的稳固性。

（一）三角肌

三角肌（deltoid）位于肩部，呈三角形。

（二）冈上肌

冈上肌（supraspinatus）位于斜方肌深面，起自肩胛骨的冈上窝，肌束向外经肩峰和喙肩韧带的下方。

（三）冈下肌

冈下肌（infraspinatus）位于冈下窝内，肌的一部分被三角肌和斜方肌覆盖。

（四）小圆肌

小圆肌（teres minor）位于冈下肌的下方。

（五）大圆肌

大圆肌（teres major）位于小圆肌的下方。

（六）肩胛下肌

肩胛下肌（subscapularis）呈三角形，起自肩胛下窝，肌束向上外经肩关节的前方，止于肱骨小结节。

二、臂 肌

臂肌覆盖肱骨,由内侧和外侧两个肌间隔将其分隔成前、后两群,前群为屈肌,后群为伸肌。

(一)前群

前群包括浅层的肱二头肌和深层的肱肌和喙肱肌。

1. 肱二头肌(biceps brachii)呈梭形,起端有两个头,长头以长腱起自肩胛骨盂上结节,通过肩关节囊,经结节间沟下降,周围包以结节间腱鞘(intertubercular tendinous sheath)。

2. 喙肱肌(coracobrachialis)在肱二头肌短头的后内方,起自肩胛骨喙突,止于肱骨中部的内侧。

3. 肱肌(brachialis)位于肱二头肌的深面,起自肱骨体下半的前面,止于尺骨粗隆。

(二)后群

1. 肱三头肌(triceps brachii)起端有3个头,长头以长腱起自肩胛骨盂下结节,向下行经大、小圆肌之间;外侧头与内侧头分别起自肱骨后面桡神经沟的外上方和内下方的骨面。

2. 肘肌(anconeus)位于肘关节后面,是一块三角形的小肌,上缘与肱三头肌内侧头合并,起自肱骨外上髁和桡侧副韧带,肌纤维向内止于尺骨上端的背面和肘关节囊。

三、前 臂 肌

前臂肌位于尺、桡骨的周围,分为前(屈)、后(伸)两群,主要运动桡腕关节、指骨间关节。

(一)前群

前群共9块肌,分4层排列(图3-27)。

1. 浅层(第一层)有5块肌,自桡侧向尺侧依次为:

(1)肱桡肌(brachioradialis):起自肱骨外上髁的上方,向下止于桡骨茎突。

以下4块肌共同以屈肌总腱(common flexor tendon)起自肱骨内上髁以及前臂深筋膜。

(2)旋前圆肌(pronator teres):止于桡骨外侧面的中部。

(3)桡侧腕屈肌(flexor carpi radialis):以长腱止于第2掌骨底。

(4)掌长肌(palmaris longus):肌腹很小而肌腱细长,连于掌腱膜。

(5)尺侧腕屈肌(flexor carpi ulnaris):止于豌豆骨。作用为屈腕和使腕内收。

2. 第二层只有1块肌,即指浅屈肌(flexor digitorum superficialis),肌的上端为浅层肌所覆盖。

3. 第三层有2块肌

(1)拇长屈肌(flexor pollicis longus):位于外侧半,起自桡骨前面和前臂骨间膜,以长腱通过腕管和手掌,止于拇指远节指骨底。

(2)指深屈肌(flexor digitorum profundus)位于内侧半起自尺骨的前面和骨间膜,向下分成4条肌腱。

4. 第四层为旋前方肌(pronator quadratus),是方形的小肌,贴在桡、尺骨远端的前面,起自尺骨,止于桡骨。

(二)后群

共10块肌,分为浅、深两层排列(图3-29)。

1. 浅层

有5块肌,以一个共同的腱即伸肌总腱(common extensor tendon)起自肱骨外上髁以及邻近的深筋膜,自桡侧向尺侧依次为:

(1)桡侧腕长伸肌(extensor carpi radialis longus):向下移行于长腱至手背,止于第2掌骨底。

(2)桡侧腕短伸肌(extensor carpi radialis brevis):在桡侧腕长伸肌的后内侧,止于第3掌骨底。

（3）指伸肌（extensor digitorum）：肌腹向下移行为 4 条肌腱,经手背,分别到第 2~5 指。

（4）小指伸肌（extensor digiti minimi）：是一条细长的肌,附于指伸肌内侧,肌腱移行为指背腱膜,止于小指中节和远节指骨底。

（5）尺侧腕伸肌（extensor carpi ulnaris）：止于第 5 掌骨底。

2. 深层

也有 5 块肌（图 3-30）,由上外至下内依次为:

（1）旋后肌（supinator）：位置较深,起自肱骨外上髁和尺骨近侧,肌纤维斜向下外并向前包绕桡其余 4 肌皆起自桡、尺骨和骨间膜的背面。

（2）姆长展肌（abductor pollicis longus）：止于第 1 掌骨底。

（3）拇短伸肌（extensor pollicis brevis）：止于拇指近节指骨底。

（4）姆长伸肌（extensor pollicis longus）：止于拇指远节指骨底。

（5）示指伸肌（extensor indicis）：止于示指的指背腱膜。以上各肌的作用同其名。

四、手 肌

手的固有肌位于手的掌侧,均为短小的肌肉,其作用为运动手指。人类手指灵巧,除可做屈、伸的手的固有肌位于手的掌侧,均为短小的肌肉,其作用为运动手指。人类手指灵巧,除可做屈、伸的运动外,还有重要的对掌功能。手肌分为外侧、中间和内侧 3 群。

（一）外侧群

外侧群有 4 块肌,在手掌拇指侧形成一隆起,称鱼际（theimr）,分浅、深两层排列。

1. 拇短展肌（abductor pollicis brevis）位于浅层外侧。

2. 拇短屈肌（flexor pollicis brevis）位于浅层内侧。

3. 拇对掌肌（opponens pollicis）位于拇短展肌的深面。

4. 拇收肌（adductor pollicis）位于拇对掌肌的内侧。

上述 4 肌可使拇指作展、屈、对掌和收等动作。

（二）内侧群

在手掌小指侧有 3 块肌,形成一隆起,称小鱼际（hypothenar）,也分浅、深两层排列。

1. 小指展肌（abductor digiti minimi）位于浅层内侧。

2. 小指短屈肌（flexor digiti minimi brevis）位于浅层外侧。

3. 小指对掌肌（opponens digiti minimi）位于上述两肌深面。

（三）中间群

位于掌心,包括蚓状肌和骨间肌。

1. 蚓状肌（lumbricales）为 4 条细束状小肌,起自指深屈肌腱桡侧,经掌指关节桡侧至第 2~5 指的背面,止于指背腱膜。

2. 骨间掌侧肌（palmar interossei）3 块,位于第 2~4 掌骨间隙内,起自掌骨,分别经第 2 指的尺侧,第 4~5 指的桡侧,止于指背腱膜。

3. 骨间背侧肌（dorsalinterossei）4 块,位于 4 个骨间隙的背侧,各有两头起自相邻骨面,止于第 2 指的桡侧、第 3 指的桡侧及尺侧、第 4 指尺侧的指背腱膜。作用:以中指为中心能外展第 2、4、5 指。由于骨间肌也绕至第 2~5 指背面,止于指背腱膜,故能协同蚓状肌屈掌指关节、伸指骨间关节。

来自前臂的长肌（外部肌）完成手和手指的用力运动,而手的内部肌主要完成手的精细动作。长肌、短肌共同作用,使手能执行一系列的重要功能,如抓、捏、握持、夹、提等。

五、上肢的局部结构

（一）腋窝

腋窝（axillary fOSSa）为位于臂上部内侧和胸外侧壁之间的锥形腔隙，有顶、底和前、后、内侧及外侧4个壁。

（二）三角胸肌间沟

三角胸肌间沟（deltopectoml groove）在胸大肌和三角肌的锁骨起端之间，为一狭窄的裂隙，有头静脉穿过。

（三）三边孔和四边孔

三边孔（trilateral foramen）和四边孔（quadrilateral foramen）是位于肩胛下肌、大圆肌、肱三头肌长头和肱骨上端乏间的两个间隙。肱三头肌长头内侧的间隙为三边孔，；外侧的间隙称四边孔。

（四）肘窝

肘窝（cubital fossa）位于肘关节前面，为三角形凹窝。外侧界为肱桡肌，内侧界为旋前圆肌，上界为肱骨内、外上髁之间的连线。

（五）腕管

腕管（carpal canal）位于腕掌侧，由屈肌支持带（腕横韧带）和腕骨沟围成。管内有指浅屈肌腱、指深屈肌腱、拇长屈肌腱和正中神经通过。

第六节　下　肢　肌

下肢肌分为髋肌、大腿肌、小腿肌和足肌。下肢肌的功能主要是维持直立姿势、支持体质量与行走

一、髋　　肌

髋肌又称盆带肌，主要起自骨盆的内面和外面，包绕髋关节周围，止于股骨上部，主要运动髋关节。按其所在的部位和作用，分为前、后两群。

（一）前群

前群有3块肌。

1. 髂腰肌（iliopsoas）由腰大肌和髂肌组成。腰大肌（psoas major）起自腰椎体侧面和横突，髂肌（iliacus）呈扇形，位于腰大肌的外侧，起自髂窝，两肌向下会合，经腹股沟韧带深面，止于股骨小转子。

2. 腰小肌（psoas minor）在人类出现率约占50%，起自第12胸椎，止于髂耻隆起。作用为紧张髂筋膜。

3. 阔筋膜张肌（tensor fasciae latae）位于大腿上部前外侧，起自髂前上棘，肌腹在阔筋膜两层之间，向下移行于髂胫束，止于胫骨外侧髁。

（二）后群

后群肌主要位于臀部，又称臀肌，有7块。

1. 臀大肌（glutens maximus）位于臀部浅层、大而肥厚，形成特有的臀部隆起。

2. 臀中肌（gluteus medius）前上部位于皮下，后下部位于臀大肌的深面。

3. 臀小肌(gluteus minimus)位于臀中肌的深面。

4. 梨状肌(piriformis)起自盆内骶骨前面,向外出坐骨大孔达臀部,止于股骨大转子尖端。

5. 闭孔内肌(obturator internus)起自闭孔膜内面及其周围骨面,肌束向后集中成为肌腱,由坐骨小孔出骨盆转折向外,止于转子窝。

6. 股方肌(quadratus femoris)起自坐骨结节,向外止于转子间嵴。

7. 闭孔外肌(obturatorextemus)在股方肌深面,起自闭孔膜外面及其周围骨面,经股骨颈的后方,止于转子窝。

二、大 腿 肌

大腿肌分为前群、后群和内侧群,分别位于股骨的前面、内侧和后面。

(一)前群

1. 缝匠肌(sartorius)是全身最长的肌,呈扁带状,起于髂前上棘,经大腿的前面,斜向下内,止于胫骨上端的内侧面。

2. 股四头肌(quadriceps femoris)是全身最大的肌,有4个头,即股直肌、股内侧肌、股外侧肌和股中间肌。

(二)内侧群

内侧群共有5块肌,位于股骨内侧,均起自闭孔周围的耻骨支、坐骨支和坐骨结节等骨面,分层排列。

1. 耻骨肌(pectineus)长方形的短肌,位于髂腰肌的内侧。

2. 长收肌(adductor longas)三角形,位于耻骨肌的内侧。

3. 股薄肌(gracilis)长条肌,在最内侧。

4. 短收肌(adductor brevis)近似三角形的扁肌,在耻骨肌和长收肌的深面。

5. 大收肌(adductor magnus)在上述肌的深面,大而厚,呈三角形。

除大收肌还有一个腱止于股骨内上髁上方的收肌结节,此腱与股骨之间有一裂孔,称为收肌腱裂孔(adductor tendinous opening),有股血管通过。

(三)后群

后群有股二头肌、半腱肌、半膜肌,均起自坐骨结节,跨越髋、膝两个关节,分别止于胫骨和腓骨的上端。

1. 股二头肌(biceps femoris)位于股后部的外侧,有长、短两个头,长头起自坐骨结节,短头起自股骨粗线,两头会合后,以长腱止于腓骨头。

2. 半腱肌(semitendinosus)位于般后部的内侧,肌健细长,几乎占肌的一半,止于胫骨上端的内侧。

3. 半膜肌(semimembranosus)在半腱肌的深面,上部是扁薄的腱膜,几乎占肌的一半,肌的下端以腱止于胫骨内侧髁的后面。

三、小 腿 肌

小腿肌可分为3群:前群在小腿骨间膜的前面,后群在骨间膜的后面,外侧群在腓骨的外侧面。

(一)前群

前群有3块肌。

1. 胫骨前肌(tibialis anterior)起自胫骨外侧面,肌腱向下经伸肌上、下支持带的深面,止于内侧楔骨内侧面和第1跖骨底。

2. 趾长伸肌(extensOTdigitoramlongus)起自腓骨前面、胫骨上端和小腿骨间膜。

3.姆长伸肌(extensor hallucis longus)位于上述两肌之间,起自腓骨内侧面下 2/3 和骨间膜,止于踇趾远节趾骨底。作用为伸踝关节、伸姆趾。

(二)外侧群

外侧群有腓骨长肌(peroneus longus)和腓骨短肌(peroneus brevis),两肌皆起自腓骨外侧面,长肌起点较高,并掩盖短肌。

(三)后群

后群分浅、深两层。

1.浅层

浅层有 2 块肌。

(1)小腿三头肌(triceps surae)

为一强大的肌,浅表的肌称腓肠肌(gastrocnemius),位置较深的肌为比目鱼肌(soleiis),其起点为一个头,起自腓骨后面的上部和胫骨的比目鱼肌线,肌束向下移行为肌腱,和腓肠肌的腱合成粗大的跟腱(tendocalcaneus),止于跟骨。

(2)跖肌(plantarish)

该肌类似上肢的掌长肌,肌腹很小,肌腱细长,在腓肠肌外侧头和比目鱼肌 2. 之间,起自股骨外上髁及膝关节囊,向下与跟腱一起,止于跟骨结节。

2.深层

有 4 块肌,腘肌在上方,另 3 块在下方。

(1)腘肌(popliteus)

斜位于腘窝底,起自股骨外侧髁的外侧面上缘,止于胫骨的比目鱼肌线以上的骨面。作用:屈膝关节并使小腿旋内。

(2)趾长屈肌(flexor digitorum longus)

位于腔侧,起自胫骨后面,它的长腱经内踝后方、屈肌支持带深面至足底,然后分为 4 条肌腱,止于第 2～5 趾的远节趾骨底。

(3)姆长屈肌(flexor hallucis longus)

起自腓骨后面,长腱经内踝之后、屈肌支持带深面至足底,与趾长屈肌腱交叉,止于姆趾远节趾骨底。

(4)胫骨后肌(tibialis posterior)

:位于趾长屈肌和姆长屈肌之间,起自胫骨、腓骨和小腿骨间膜的后面。

四、足　　肌

足肌可分为足背肌和足底肌。

(一)足背肌

较薄弱,包括伸姆趾的踇短伸肌和伸第 2～4 趾的趾短伸肌。

(二)足底肌

1.内侧群作用于踇趾的 3 块小肌,浅层有姆展肌、姆短屈肌;深层有踇收肌。

2.外侧群作用于小趾,有小趾展肌和小趾短屈肌。

3.中间群由浅入深排列有趾短屈肌、足底方肌、4 条蚓状肌、3 块骨间足底肌和 4 块骨间背侧肌。

五、下肢的局部结构

（一）梨状肌上孔和梨状肌下孔

梨状肌上孔（suprapirifonn foramen）和梨状肌下孔（infrapiriform foramen）位于臀大肌的深面，在梨状肌上、下两缘和坐骨大孔之间。

（二）血管腔隙和肌腔隙

血管腔隙（lacuna vasoram）和肌腔隙（lacuna musculorum）在腹股沟韧带与髋骨之间，两腔隙之间隔以髂耻弓（iliopectineal arch）（由腹股沟韧带连至髂耻隆起），内侧为血管腔隙，通过股血管等；外侧为肌腔隙，通过髂腰肌和股神经等。

（三）股管

股管（femoral canal）在血管腔隙最内侧，上口名股环（femoral ring），其前界为腹股沟韧带，后界为耻骨梳韧带，内侧为腔隙韧带（陷窝韧带），外侧为股静脉的血管鞘。

（四）股三角

股三角（femoml triangle）在大腿前面的上部，上界为腹股沟韧带，内侧界为长收肌内侧缘，外侧界为缝匠肌的内侧缘。

（五）收肌管

收肌管（adductor canal）位于大腿中部，缝匠肌的深面，为肌肉之间的三棱形间隙，前壁为大收肌腱板，后壁为大收肌，外侧壁为股内侧肌。

（六）腘窝

腘窝（popliteal fossa）在膝关节的后方，呈菱形。窝的上外侧界为股二头肌，上内侧界为半腱肌和半膜肌，下外侧界和下内侧界分别为腓肠肌的外侧头和内侧头，底为膝关节囊」窝内有腘血管、腔神经、腓总神经、脂肪和淋巴结等。

第七节　体表的肌性标志

一、头颈部

1. 咬肌
当牙咬紧时，在下颌角的前上方，颧弓下方可摸到坚硬的条状隆起。
2. 颞肌
当牙咬紧时，在颞窝，于颧弓上方可摸到坚硬的隆起。
3. 胸锁乳突肌
当头向一侧转动时，可明显看到从前下方斜向后上方呈长条状的隆起。

二、躯　干　部

1. 斜方肌

在项部和背上部,可见斜方肌的外上缘的轮廓。

2. 背阔肌

在背下部可见此肌的轮廓,它的外下缘参与形成腋后壁。

3. 竖脊肌

脊柱两侧的纵形肌性隆起。胸大肌胸前壁较膨隆的肌性隆起,其下缘构成腋前壁。

4. 前锯肌

在胸部外侧壁,发达者可见其肌齿。

5. 腹直肌

腹前正中线两侧的纵形隆起,肌肉发达者可见脐以上有 3 条横沟,即为腹直肌的腱划。

三、上　　肢

1. 三角肌

在肩部形成圆隆的外形,其止点在臂外侧中部呈现一小凹。

2. 肱二头肌

当屈肘握拳旋后时,可明显在臂前面见到膨隆的肌腹。在肘窝中央,亦可摸到此肌的肌腱。

3. 肱三头肌

在臂的后面,三角肌后缘的下方可见到肱三头肌长头。

4. 肱桡肌

当握拳用力屈肘时,在肘部可见到肱烧肌的膨隆肌腹。

5. 掌长肌

当手用力半握拳屈腕时,在腕前面的中份、腕横纹的上方可明显见此肌的肌腱。

6. 桡侧腕屈肌

握拳时,在掌长肌腱的桡侧,可见此肌的肌腱。

7. 尺侧腕屈肌

用力外展手指半屈腕时,在腕的尺侧,可见此肌的肌腱。

鼻烟窝(anatomical snuff – box)在腕背侧面,当拇指伸直外展时,自桡侧向尺侧可见拇长展肌、拇短伸肌和拇长伸肌腱。在后两肌腱之间有深的凹陷,称鼻烟窝。

指伸肌腱在手背,伸直手指,可见此肌至第 2 – 5 指的肌腱。

四、下　　肢

1. 股四头肌

在大腿屈和内收时,可见股直肌在缝匠肌和阔筋膜张肌所组成的夹角内。股内侧肌和股外侧肌在大腿前面的下部,分别位于股直肌的内、外侧。

2. 臀大肌

在臀部形成圆隆外形。

3. 股二头肌

在腘窝的外上界,可摸到它的肌腱止于腓骨头。

4. 半腱肌、半膜肌

在腘窝的内上界,可摸到它们的肌腱止于胫骨,其中半腱肌腱较窄,位置浅表且略靠外,而半膜肌腱粗而圆钝,它位于半腱肌腱的深面和靠内。

5. 姆长伸肌

当用力伸姆趾时,在踝关节前方和足背可摸到此肌的肌腱。

6. 胫骨前肌

在踝关节的前方,姆长伸肌腱的内侧可摸到此肌的肌腱。

7. 趾长伸肌

当背屈时,在踝关节前方,姆长伸肌腱的外侧可摸到此肌的肌腱。在伸趾时,在足背可见到至各趾的肌腱。

小腿三头肌(腓肠肌和比目鱼肌)在小腿后面,可见到该肌膨隆的肌腹及跟腱。

(张洋)

第二篇　组织学与胚胎学

第一章　组织学绪论

一、组织学的内容和意义

组织学(histology)是研究机体微细结构及其相关功能的科学。这门学科是随着显微镜的出现、在解剖学的基础上从宏观向微观发展形成的。解剖学主要是在系统和器官水平上研究机体的结构,组织学则是在组织、细胞、亚细胞和分子水平上对机体进行研究。

组织(tissue)由细胞群和细胞外基质构成。人体组织可归纳为四大类型,即上皮组织、结缔组织、肌组织和神经组织,它们在胚胎时期的发生来源、细胞构成、形态特点及功能等方面,各具明显特性。只有深入了解机体的结构,才能透彻阐明其功能。

二、组织学发展简史和当代组织学

1. 光学显微镜的发明与细胞、组织概念的提出

光学显微镜(light microscope,简称光镜)是 16 世纪末于荷兰发明。1665 年,英国人胡克(R. Hooke)用光镜观察了软木塞薄片后,将所发现的蜂房状小室命名为"细胞"。此后,荷兰人列文虎克(A. Leeuwenhoek)发现了红细胞、精子、肌纤维。1801 年,法国人比沙(X. Bichat)提出"组织"一词,它把人体组织分为 21 种,认为是组织构成了各种器官。

2. 细胞学说的提出和组织学的建立

1838 年与 1839 年,德国人施万(T. Schwann)和施莱登(M. J. Schleiden)在他们对动物与植物的研究成果基础上,提出了细胞学说,认为细胞是一切动、植物体的基本结构单位和功能单位,在细胞中进行着复杂的化学反应,新的细胞是由原有细胞产生的。到 19 世纪末人们已能较为正确地描述细胞结构,使组织学发展为一门独立而系统的学科。

3. 电子显微镜的发明和超微结构的发现

1932 年,德国人卢斯卡(E. Ruska)和科诺尔(M. Knoll)发明了电子显微镜(electron microscope,简称电镜)。电镜使观察工具的分辨率从光镜的 0.2 μm 提高到约 0.2 nm。约 20 年后,发展出了与之相适的超薄切片术;同时,以观察物体表面结构为目的的扫描电镜问世,为深入阐明细胞、组织和器官的功能提供了新的依据;组织学也从细胞水平飞跃到了亚细胞水平。

4. 当代组织学

当代组织学研究大量使用了新发明的仪器和相关技术,如图像分析仪、共聚焦激光扫描显微镜、流式细胞仪,但最具特色的则是免疫组织化学和原位杂交术,它们主要是在 20 世纪后期发展、并广泛应用的。另外,近年发展的组织工程学技术,在体外模拟培养出了皮肤、软骨、骨等器官和组织,使组织学第一次和临床治疗密切联系,具有广阔的应用前景。

三、组织学的学习方法

1. 对组织学内容的审视角度

组织学的四个水平——组织、细胞、亚细胞和分子,然而,对初学者最重要的是组织和细胞。首先,要掌握机体各系统的主要器官由表及里或从内向外是由什么组织、以何种方式构成的,有什么该器官特异性的微细结构和细胞,这些组织、微细结构和细胞与该器官的功能关系。其次,由于细胞是机体结构和功能的基本单位,因此,要从这个角度掌握各种主要细胞在器官和组织中的分布,其相对大小和外形,内部结构特点及主要功能。

2.注意形态与功能的统一

和以机体功能规律为研究对象的生理学相比,组织学是以研究形态为主、兼及功能的学科。只有同时关注功能,组织和细胞才"活"起来,我们也才能鞭辟入里地理解器官中各种组织、细胞的结构,以及它们之间的关系。

3.培养观察能力和空间思维能力

组织学要重视每一次实习课、每一张标本,也不要忽视教科书中的每一幅插图。只要不拒绝,你很快能对自己体内的组织和细胞如数家珍。

四、组织学技术简介

组织学技术种类繁多,其原理涉及物理、化学、生物化学、免疫学、分子生物学等学科的知识。

(一)光镜技术

石蜡切片术(paraffin sectioning)是经典而最常用的技术。其基本程序为:

1.取材和固定

用蛋白质凝固剂固定新鲜的组织块,以在很大程度上保存组织的原本结构。

2.脱水和包埋

把固定好的组织块用乙醇脱尽其中的水分;再用二甲苯置换出组织块中的乙醇;然后将组织块置于融化的石蜡中,让蜡液浸入组织细胞,待冷却后组织便具有了石蜡的硬度。

3.切片和染色

将包有组织的蜡块用切片机切为 5 ~ 10 μm 的薄片,贴于载玻片上,脱蜡后进行染色。最常用的是苏木精 - 伊红染色法,简称 HE 染色法。易于被碱性或酸性染料着色的性质分别称为嗜碱性(basophilia)和嗜酸性(acidophilia)(图 1 - 1)。

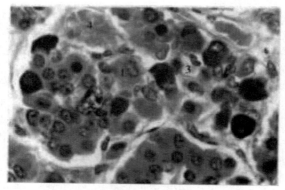

图 1 - 1　HE 染色的垂体远侧部光镜图

4.封片

切片经脱水等处理后,滴加树胶,用盖玻片密封保存。

(二)电镜技术

和一般光镜相比,电镜用电子束代替可见光,用电磁透镜代替光学透镜,用荧光屏使肉眼不可见的电子束成像。

1.透射电镜术(transmission electron microscopy,TEM)

因用电子束穿透样品、产生物像而得名。由于电子易被散射或被样品吸收,故穿透力低,须制备超薄切片。组织块用戊二醛与锇酸两次固定,脱水后树脂包埋,用超薄切片机切片,再经醋酸铀和枸橼酸铅染色。电子束射落到切片时,随细胞构成成分的密度以及吸附重金属铀、铅、锇的程度不同,而发生相应的电子散射。

2. 扫描电镜术(scanning electron microscopy,SEM)

不需要制备切片,组织块用戊二醛和锇酸固定后,经脱水、干燥,再于其表面喷镀薄层碳与金属膜。观察时,电镜发射极细的电子束在标本表面扫描,标本表面散射的电子被探测器收集,形成电信号传送到显像管,在荧光屏上显示标本表面的立体构象。

(三)组织化学术

组织化学术为应用化学、物理、生物化学、免疫学或分子生物学的原理和技术,与组织学技术相结合而产生的技术,能在组织切片定性、定位地显示某种物质的存在与否以及分布状态。

1. 一般组织化学术

基本原理是在切片上加某种试剂,和组织中的待检物质发生化学反应,其最终产物为有色沉淀物或重金属沉淀,以便用显微镜观察。如显示糖类,常用过碘酸希夫反应显示聚糖和糖蛋白的糖链。糖被强氧化剂过碘酸氧化后,形成多醛;后者再与无色的品红硫酸复合物结合,形成紫红色反应产物(图1-2)。

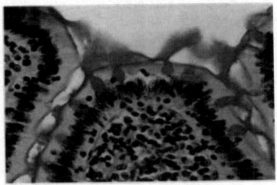

图1-2 小肠光镜图

PAS 反应示上皮中杯状细胞的黏原颗粒呈紫红色

2. 免疫组织化学术(immunohistoche mistry)

是根据抗原与抗体特异性结合的原理,检测组织中肽和蛋白质的技术。肽和蛋白质均具有抗原性。将抗体从动物血清中提出后,与标记物相结合,即成为标记抗体。常用标记物有荧光素、辣根过氧化物酶、胶体金(图1-3~图1-6)。

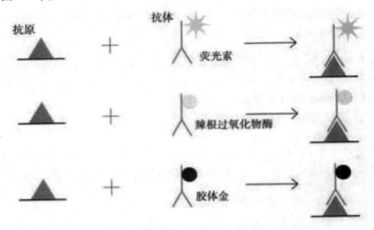

图1-3 免疫组织化学术原理示意图

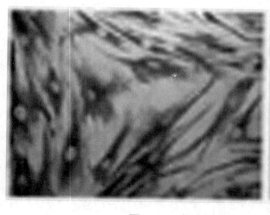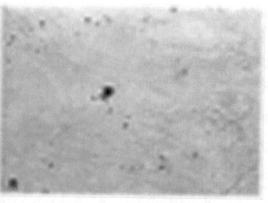

图1-5　免疫细胞化学(辣根过氧化物酶标记)光镜图
培养的主动脉壁平滑肌细胞含肌动蛋白,呈棕黄色

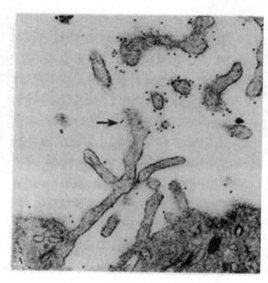

图1-6　免疫组织化学电镜图
上皮细胞游离面质膜含 MAM-6 蛋白;A.→胶体金标记;B.↓辣根过氧化物酶标记

3.原位杂交术(in situ hybridization)

原位杂交术是检测基因的有无以及在转录水平检测基因的活性。其原理是用带有标记物的已知碱基顺序的核酸探针,与细胞内待测的核酸按碱基配对的原则,进行特异性原位结合,然后通过对标记物的显示和检测,而获知待测核酸的有无及相对量。

(四)图像分析术

图像分析术又称形态计量术可以测量组织化学染色切片,根据染色深浅而提供该物质含量的相对数值。此项技术需使用图像分析仪进行。另外,根据连续的组织切片应用计算机进行三维重建,以获得微细结构的立体模型,这部分内容称为体视学。

(五)细胞培养术和组织工程

细胞培养术(cell culture)是把从机体取得的细胞在体外模拟体内的条件下进行培养的技术。如果培养的是组织块、器官的较大部分或全部,则分别称为组织培养术和器官培养术。

培养的细胞除少数种类悬浮于培养液中,一般都贴在培养瓶壁上生长。首次从体内取出的细胞进行培养,称原代培养。当细胞增殖、长满瓶壁时,必须将其按一定比例分散到若干个瓶中继续培养,此称传代培养。经长期培养而成的细胞群体,称细胞系(cell line)。从细胞系中选择单个细胞进行培养,所形成的细胞群体称细胞株(cell strain)。著名的 HeLa 细胞株便是 1952 年用一位美国非洲裔妇女的宫颈癌细胞培养形成的,目前仍在世界各地的实验室中被广泛应用(图 1-9)。

组织工程(tissue engineering)是用细胞培养术在体外模拟构建机体组织或器官的技术,旨在为器官缺损患者提供移植替代物。组织工程技术包括四个方面:

①生长旺盛的细胞,也称种子细胞,多为各种组织的干细胞;

②细胞外基质,可用生物材料和无毒、可被机体吸收的人工合成高分子材料;

③构建组织或器官,即把细胞置于细胞外基质中进行三维培养、并形成所需要的形状;

④将构建物移植机体的方法。

(刘志新)

第二章 上皮组织

上皮组织简称上皮,由密集排列的上皮细胞和极少量的细胞外基质组成。上皮细胞具有明显的极性,即细胞的不同表面在结构和功能上具有明显差别。根据其功能,上皮组织分为被覆上皮和腺上皮两大类。上皮组织(epithelial tissue)简称上皮(epithelium),由密集排列的上皮细胞和极少量的细胞外基质组成。上皮细胞具有明显的极性(polarity),即细胞的不同表面在结构和功能上具有明显差别。它们朝向身体的表面或有腔器官的腔面,称游离面;与游离面相对的朝向深部结缔组织的一面,称基底面;而上皮细胞之间的连接面为侧面。极性在单层上皮细胞表现得最典型。上皮基底面附着于基膜上,并借此与结缔组织相连。上皮内大都无血管,所需营养依靠结缔组织内的血管提供,营养物质透过基膜渗入上皮细胞间隙。上皮组织内可有丰富的感觉神经末梢。

根据其功能,上皮组织分为被覆上皮(covering epithelium)和腺上皮(glandular epithelium)两大类。被覆上皮具有保护、吸收、分泌和排泄等功能,腺上皮具有分泌功能。此外,体内还有少量特化的上皮,如能感受特定理化刺激的感觉上皮(sensory epithelium),具有收缩能力的肌上皮(myoepithelium)等。

一、被覆上皮

被覆上皮覆盖于身体表面,衬贴在体腔和有腔器官内表面,根据其构成细胞的层数和细胞的形状进行分类和命名。某些腺上皮也习惯按此方式分类。

1. 单层扁平上皮

又称单层鳞状上皮,由一层扁平细胞组成。从上皮表面观察,细胞呈不规则形或多边形,核椭圆形,位于细胞中央;细胞边缘呈锯齿状或波浪状,互相嵌合。从垂直切面观察,细胞扁薄,胞质少,只有含核的部分略厚(图2-1,图2-2)。衬贴在心、血管和淋巴管腔面的单层扁平上皮称内皮;分布在胸膜、腹膜和心包膜表面的单层扁平上皮称间皮。

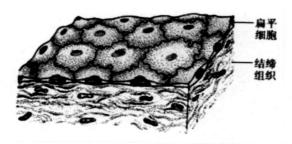

图2-1 单层扁平上皮模式图

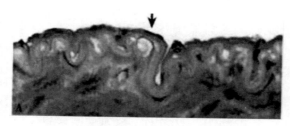

图2-2 单层扁平上皮(内皮)光镜图
A. 中动脉;B 中静脉;↓内皮细胞核

2. 单层立方上皮

由一层近似立方形的细胞组成。从上皮表面观察，细胞呈六角形或多角形；在垂直切面上，细胞呈立方形，核圆、居中。

3. 单层柱状上皮

由一层棱柱状细胞组成。从表面观察，细胞呈六角形或多角形；在垂直切面上，细胞为柱状，核为椭圆形，其长轴与细胞长轴一致(图 2 − 3)。

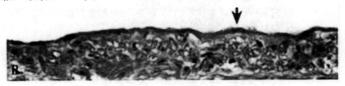

图 2 − 3　单层柱状上皮模式图

4. 假复层纤毛柱状上皮

主要分布在呼吸管道，由柱状细胞、梭形细胞、锥形细胞和杯状细胞组成，其中柱状细胞最多，表面有大量纤毛(图 2 − 6)。

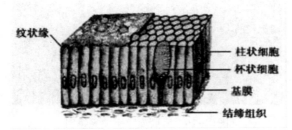

图 2 − 6　假复层纤毛柱状上皮模式图

5. 复层扁平上皮

由多层细胞组成，因表层细胞是扁平鳞片状，又称复层鳞状上皮(图 2 − 8)。在上皮的垂直切面上，细胞形状不一。

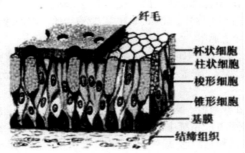

图 2 − 8　复层扁平上皮模式图

6. 复层柱状上皮

由数层细胞组成，其深部为一层或几层多边形细胞，浅部为一层排列较整齐的矮柱状细胞。这种上皮主要分布于结膜、男性尿道和一些腺的大导管处。

7. 变移上皮

分布于排尿管道，其细胞可分为表层细胞、中间层细胞和基底细胞。变移上皮的特点是细胞形状和层数可随器官的空虚与扩张状态而变化(图 2 − 10)。

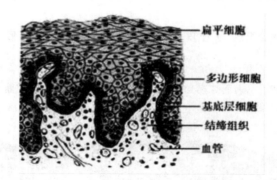

图 2 – 10　膀胱变移上皮光镜图

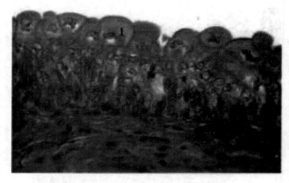

图 2 – 10　膀胱变移上皮光镜图
空虚态；B.扩张态；1.盖细胞

二、腺上皮和腺

　　腺上皮是由腺细胞组成的以分泌功能为主的上皮。腺是以腺上皮为主要成分的器官或结构。有的腺分泌物经导管排至体表或器官腔内，称外分泌腺，如汗腺、唾液腺等。有的腺没有导管，分泌物一般释放入血液，称内分泌腺，如甲状腺、肾上腺等。

　　外分泌腺中，只有少数是在解剖学中可看到的独立器官，如三对大唾液腺和胰腺；分泌部的形状有管状、泡状或管泡状。因此，外分泌腺的形态分为单管状腺、单泡状腺、复管状腺、复泡状腺和复管泡状腺等。

　　1.分泌部

　　一般由单层腺细胞组成，中央有腔。泡状和管泡状的分泌部常称腺泡。腺细胞多呈锥形，由于分泌物不同而形态各异。在消化系统和呼吸系统中的腺细胞一般可分为浆液性细胞和黏液性细胞两种。

　　黏液性细胞（mucous cell）的核扁圆形，居细胞基底部；除在核周的少量胞质呈嗜碱性染色外，大部分胞质几乎不着色，呈泡沫或空泡状。

　　2.导管

　　直接与分泌部通连，由单层或复层上皮构成，将分泌物排至体表或器官腔内。有的导管上皮细胞还可分泌或吸收水和电解质。

三、细胞表面的特化结构

　　上皮细胞具有极性，在各表面形成了与功能相适应的结构。这些结构也可见于其他组织的细胞。

（一）上皮细胞的游离面

1. 微绒毛

是上皮细胞游离面伸出的微细指状突起，在电镜下清晰可见。光镜下所见小肠上皮细胞的纹状缘即是由密集的微绒毛整齐排列而成（图2-3，图2-15）。

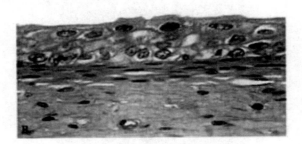

图2-15 小肠上皮细胞（顶部）电镜图

2. 纤毛（cilium）

是上皮细胞游离面伸出的粗而长的突起，具有节律性定向摆动的能力。纤毛一般长 5～10 μm，直径 0.3～0.5 μm。电镜下，可见纤毛中央有两条单独的微管，周围有9组二联微管，二联微管的一侧伸出两条短小的动力蛋白臂。

（二）上皮细胞的侧面

上皮细胞的侧面是细胞的相邻面，细胞间隙很窄，在细胞膜接触区域特化形成了多种细胞连接，以加强细胞间的机械联系，维持组织结构的完整性和协调性（图2-15）。

1. 紧密连接（tight junction）

又称封闭连接，一般位于细胞的侧面顶端。在紧密连接处的膜内，蛋白颗粒排列成2～4条嵴线，嵴线交错形成网格，环绕细胞（图2-19）。

2. 黏合带（adhesion belt）

多位于紧密连接下方，环绕上皮细胞顶部。此处细胞膜内有跨膜的细胞黏附分子，称钙黏蛋白。

3. 桥粒（desmosome）

呈斑状或纽扣状，大小不等。连接处相邻细胞间隙宽20～30 nm，其中有钙黏蛋白的胞外部分构成的低电子密度丝状物。

4. 缝隙连接（gap junction）

又称通讯连接，是一种广泛存在于各种组织的细胞连接形式。连接小体贯穿细胞膜的双层脂质，并突出于细胞表面约1.5 nm，相邻两细胞膜中的连接小体对接，管腔也通连，成为细胞间直接交通的管道。

以上四种细胞连接，只要有两个或两个以上紧邻存在，则称连接复合体（junctional complex）。细胞连接的存在和数量常随器官不同发育阶段和功能状态及病理变化而改变。

（三）上皮细胞的基底面

1. 基膜

基膜（basement membrane）是上皮细胞基底面与深部结缔组织之间共同形成的薄膜。在电镜下，基膜分为两部分，靠近上皮的部分为基板，与结缔组织相接的部分为网板（图2-21）。

基板由上皮细胞分泌产生，厚50～100 nm，可分为两层，电子密度低的，紧贴上皮细胞基底面的一薄层为透明层（lamina lucida），其下方电子密度高、较厚的为致密层（lamina densa）。

2. 质膜内褶（plasma membrane infolding）

是上皮细胞基底面的细胞膜折向胞质所形成的许多内褶，内褶与细胞基底面垂直，内褶间含有与其平行的长杆状线粒体（图2-22）。

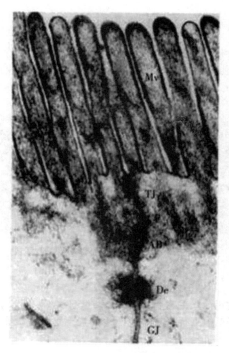

图 2 – 19　紧密连接冷冻蚀刻复型电镜图

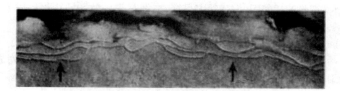

图 2 – 21　基膜和半桥粒超微结构模式图

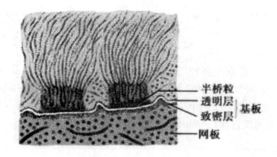

图 2 – 22　质膜内褶超微结构模式图

3. 半桥粒(hemidesmosome)

位于上皮细胞基底面,为桥粒结构的一半,质膜内也有桥粒斑,角蛋白丝附着其上,折成袢状返回胞质,主要作用是将上皮细胞固着在基膜上(图 2 – 21)。

(刘志新)

第三章　结缔组织

结缔组织由细胞和大量细胞外基质构成。细胞外基质包括丝状的纤维、无定形基质和不断循环更新的组织液。细胞散在分布于细胞外基质内,无极性。结缔组织由胚胎时期的间充质演化而来,间充质由间充质细胞和无定形基质构成,不含纤维。间充质细胞大,呈星状,细胞间以突起互连成网;核大,卵圆形,核仁明显;胞质呈弱嗜碱性(图3-1)。

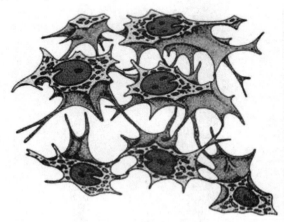

图3-1　间充质立体模式图

一、疏松结缔组织

疏松结缔组织又称蜂窝组织,广泛分布于器官之间和组织之间。其特点是细胞种类较多,纤维数量较少,排列稀疏,血管丰富;具有连接、支持、防御和修复等功能。

(一)细胞

疏松结缔组织内有成纤维细胞、巨噬细胞、浆细胞、肥大细胞、脂肪细胞、未分化的间充质细胞和白细胞等。各类细胞的分布和数量随其所在部位和功能状态而不同(图3-2)。

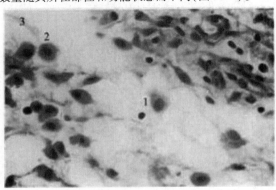

图3-2　疏松结缔组织(皮肤创伤愈合组织)光镜图
1—成纤维细胞;2—巨噬细胞;3—胶原纤维

1. 成纤维细胞(fibroblast)

是疏松结缔组织中最主要的细胞,常附着在胶原纤维上。功能活跃时,细胞较大,多突起;细胞核大,卵圆形,着色浅,核仁明显;细胞质较丰富,呈弱嗜碱性。电镜下,它具有蛋白质分泌细胞的超微结构特征,即含丰富的粗面内质网和发达的高尔基复合体(图3-4)。

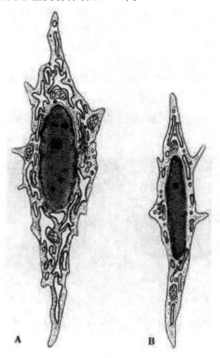

图3-4 成纤维细胞(A)与纤维细胞(B)超微结构模式图

2. 巨噬细胞(macrophage)

是体内广泛存在的一种免疫细胞,来源于血液中的单核细胞。巨噬细胞形态多样,随功能状态而改变。细胞核较小,圆或肾形,着色深。电镜下,细胞表面有许多皱褶、微绒毛和少数球形隆起。细胞膜内侧和伪足内有较多微丝和微管,参与细胞运动(图3-5)。

(1)吞噬作用(phagocytosis)

可分为特异性吞噬和非特异性吞噬。特异性吞噬是巨噬细胞通过其表面的受体与识别因子特异性结合,从而间接黏附被吞噬物,启动吞噬过程。非特异性吞噬巨噬细胞直接黏附碳粒、粉尘、衰老死亡的自体细胞和某些细菌等,进而吞噬(图3-7)。

(2)抗原呈递作用

抗原(antigen)包括蛋白质、多肽、多糖等生物分子。由这些分子构成的细胞、细胞外基质、细菌、病毒等都具有大量抗原。每一个体的免疫系统能够识别自身抗原和外来抗原,主要对后者以及表面抗原发生变异的自身细胞发动攻击。巨噬细胞吞噬了抗原物质,在溶酶体内进行分解时,能够把最具特征性的分子基团予以保留,与巨噬细胞自身的主要组织相容性复合-Ⅱ类分子结合,形成抗原肽-MHC分子复合物,呈递到细胞表面。

(3)分泌功能

巨噬细胞有活跃的分泌功能,能合成和分泌上百种生物活性物质,包括溶菌酶、补体、多种细胞因子等。

3. 浆细胞(plasma cell)

又称效应B淋巴细胞,主要分布于脾、淋巴结以及消化管、呼吸道等黏膜的淋巴组织内及慢性炎症部位,而在一般结缔组织内很少。浆细胞呈卵圆形或圆形;细胞核圆,偏于一侧,异染色质常呈粗块状,从核

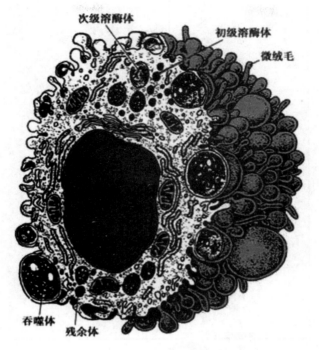

图3-5　巨噬细胞超微结构立体模式图

中心向核膜呈辐射状分布。细胞质丰富,呈嗜碱性,细胞核旁有一浅染区(图3-9)。电镜下,细胞质内含大量平行排列的粗面内质网;细胞核旁浅染区内有发达的高尔基复合体(图3-10)。

4. 肥大细胞(mast cell)

肥大细胞源自骨髓的嗜碱性粒细胞祖细胞,经血液循环迁移到全身的结缔组织内,分化成熟后可生存数月。该细胞较大,圆或卵圆形。细胞核小而圆,居中。细胞质内充满粗大的嗜碱性分泌颗粒,可被醛复红染为紫色。

5. 脂肪细胞(adipocyte、fat cell)

单个或成群存在。胞体大,直径50～100 μm,常呈球形或多边形。内含一个大脂滴,其余细胞质被挤到细胞周缘,成为很薄的一层包绕脂滴;细胞核被挤压成弯月形,位于细胞一侧。在HE染色的标本中,脂滴被溶解,细胞呈空泡状(图3-17)。

6. 未分化的间充质细胞(undifferentiated mesenchymal cell)

是成体结缔组织内的干细胞。分布广泛,多分布在小血管周围。其形态似纤维细胞。该细胞保留着间充质细胞多向分化的潜能。

7. 白细胞(leukocyte)

血液内的各种白细胞常以变形运动穿出毛细血管和微静脉,游走到疏松结缔组织内,行使防御功能。

(二)纤维

1. 胶原纤维(collagen fiber)

在三种纤维中,数量最多。于HE染色切片中呈嗜酸性,粗细不等,直径0.5～10 μm,呈波浪形,有分支并交织成网。电镜下,胶原原纤维直径20～100 nm,呈明暗交替的周期性横纹,横纹周期约64 nm。胶原纤维的韧性大,抗拉力强。

2. 弹性纤维(elastic fiber)

含量较胶原纤维少,但分布很广。在HE染色切片中,着色淡红,不易与胶原纤维区分;用醛复红能将弹性纤维染成紫色。弹性纤维纤细,直径0.2～1.0 μm,表面光滑,末端常卷曲,可有分支,交织成网。在外力牵拉下,卷曲的弹性蛋白分子伸展拉长;除去外力后,又恢复卷曲状态。

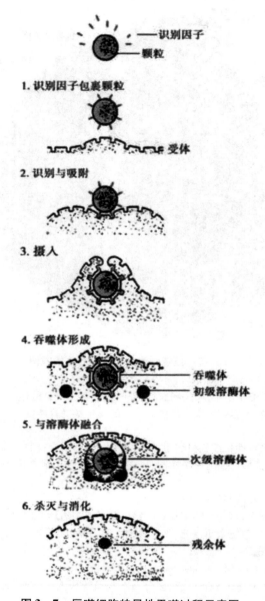

图 3 - 7　巨噬细胞特异性吞噬过程示意图

3. 网状纤维(reticular fiber)

直径 0.5 ~ 2.0 μm,分支多,交织成网。网状纤维主要由Ⅲ型胶原蛋白构成,表面被覆糖蛋白,于 HE 染色切片中呈淡红色,故难于分辨,但于镀银染色切片呈黑色(图 3 - 19)。

(三)基质

基质是由生物大分子构成的无定形胶状物,无色透明,具有一定黏性,孔隙中有组织液。填充于结缔组织细胞和纤维之间。其生物大分子主要为蛋白聚糖和纤维粘连蛋白。

1. 蛋白聚糖(proteoglycan)

为基质的主要成分,是由氨基聚糖与蛋白质以共价键结合而成的聚合体。氨基聚糖,主要分硫酸化和非硫酸化两种类型。

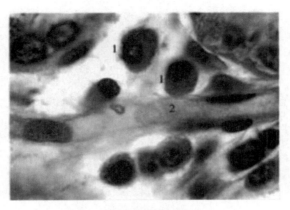

图 3 – 9　浆细胞(气管黏膜)光镜图
1. 浆细胞；2. 毛细血管

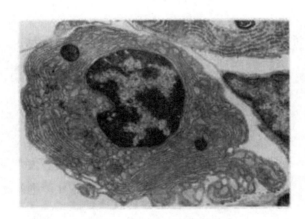

图 3 – 10　浆细胞电镜图

小分子氨基聚糖与核心蛋白借共价键结合，并以核心蛋白为中心向外呈辐射状排列，形成蛋白聚糖亚单位。后者再通过结合蛋白结合于透明质酸主干，形成蛋白聚糖聚合体。

2. 纤维粘连蛋白(fibronectin)

是结缔组织基质中最主要的粘连性糖蛋白，分子表面具有与多种细胞、胶原蛋白及蛋白聚糖的结合位点，因此是将这三种成分有机连接的媒介。

3. 组织液(tissue fluid)

在毛细血管动脉端，溶解有电解质、单糖、气体分子等小分子的水通过毛细血管壁，渗入基质内，成为组织液。

二、致密结缔组织

致密结缔组织以纤维为主要成分而细胞较少，纤维粗大，排列致密，以支持和连接为其主要功能。根据纤维的性质和排列方式，可分为以下几种类型。

1. 规则致密结缔组织

主要构成肌腱、腱膜和韧带，使骨骼肌附着于骨。其大量密集的胶原纤维顺着应力方向平行排列成束，抗牵拉力强(图 3 – 15)。

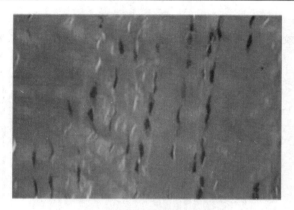

图 3-15　规则致密结缔组织（肌腱纵切面）光镜图

2.不规则致密结缔组织

主要构成真皮、硬脑膜及多数器官的被膜,其特点是粗大的胶原纤维纵横交织,形成致密的三维网状结构,抵抗来自不同方向的应力。纤维之间含少量基质和成纤维细胞。

3.弹性组织

是以弹性纤维为主的致密结缔组织。粗大的弹性纤维平行排列成束,如黄韧带和项韧带,以适应脊柱运动。弹性纤维间有少量胶原纤维和成纤维细胞。

三、脂　肪　组　织

脂肪组织(adipose tissue)主要由大量群集的脂肪细胞构成,被疏松结缔组织分隔成小叶(图 3-17)。根据脂肪细胞结构和功能的不同,脂肪组织分为两类。

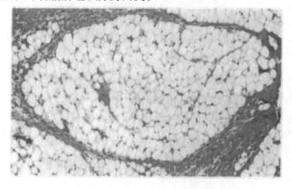

图 3-17　脂肪组织光镜图

1.黄色脂肪组织

为通常所说的脂肪组织。其构成细胞内只有一个大的脂滴,称单泡脂肪细胞,即通常所说的脂肪细胞。

2.棕色脂肪组织

其特点是组织中有丰富的毛细血管,脂肪细胞较小,细胞质内散在许多大小不一的脂滴,线粒体大而丰富,细胞核圆,居中,称多泡脂肪细胞。

四、网　状　组　织

网状组织由网状细胞和网状纤维构成。网状细胞是有突起的星形细胞,相邻细胞的突起连接成网。

细胞核较大,圆形或卵圆形,着色浅,常见 1～2 个核仁。细胞质较多,粗面内质网较丰富。网状纤维由网状细胞产生。网状纤维交织成网,并可深陷于网状细胞的胞体和突起内,成为网状细胞依附的支架(图 3－19)。

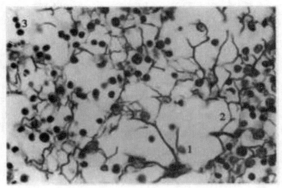

图 3－19　网状组织(淋巴结)光镜图,镀银染色
1.网状细胞;2.网状纤维;3.淋巴细胞

(刘志新)

第四章　血　液

　　血液(blood)和淋巴(lymph)分别是流动于心血管和淋巴管内的液态组织。血液又称外周血,健康成人约有 5L,占体重的 7%。血液是由红细胞、白细胞、血小板和血浆所组成。血细胞约占血液容积的 45%,血浆占 55%。

　　血细胞主要在骨髓生成。血液中的血细胞陆续衰老死亡,骨髓则源源不断地输出新生细胞,形成动态平衡。用 Wright 或 Giemsa 染色法染血涂片,是最常用的观察血细胞形态的方法(图 4-1)。

表 4-1　血细胞分类和计数的正常值

细胞	正常值	细胞	正常值
细胞	男:$(4.0 \sim 5.5) \times 10^{12}/L$	嗜酸性粒细胞	0.5% ~ 3%
	女:$(3.5 \sim 5.0) \times 10^{12}/L$	嗜酸性粒细胞	0% ~ 1%
白细胞	$(4.0 \sim 10) \times 10^{9}/L$	单核细胞	3% ~ 8%
白细胞分类		淋巴细胞	25% ~ 30%
中性粒细胞	50% ~ 70%	血小板	$(100 \sim 300) \times 10^{9}L$

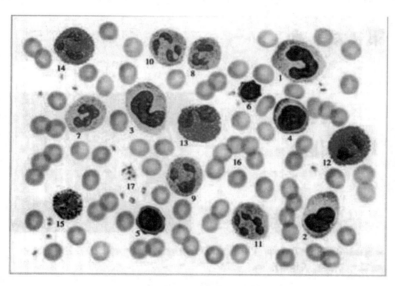

图 4-1　血细胞仿真图
1 ~ 3—单核细胞;4 ~ 6—淋巴细胞;7 ~ 11—中性粒细胞;
12 ~ 14—嗜酸性粒细胞;15—嗜碱性粒细胞;16—红细胞;17—血小板

一、红 细 胞

红细胞在扫描电镜下呈双凹圆盘状,直径约 7.5 μm,中央较薄,约 1 μm,周缘较厚,约 2 μm。因此,在血涂片中,红细胞中央部呈浅红色。

红细胞具有形态的可变性,当它们通过小于自身直径的毛细血管时,可改变形状。这是因为红细胞膜固定在一个能变形的圆盘状的网架结构上,称红细胞膜骨架(erythrocyte membrane skeleton),其主要成分为血影蛋白(spectrin)和肌动蛋白等。

红细胞的细胞膜中有一类镶嵌蛋白质,即血型抗原 A 和(或)血型抗原 B,构成人类的 ABO 血型抗原系统,在临床输血中具有重要意义。

由于红细胞无任何细胞器,不能合成新的蛋白和代谢所需的酶类,这样,随时间延长,其血红蛋白和膜骨架蛋白变性,细胞的变形性降低。

二、白 细 胞

白细胞是有核的球形细胞,它们从骨髓入血后一般于 24 小时内,以变形运动方式穿过微血管壁,进入结缔组织或淋巴组织,发挥防御和免疫功能。根据白细胞胞质内有无特殊颗粒,可将其分为有粒白细胞和无粒白细胞。

1. 中性粒细胞

是数量最多的白细胞。细胞直径 10~12 μm。核呈深染的弯曲杆状或分叶状,分叶核一般为 2~5 叶,叶间有纤细的缩窄部相连,正常人以 2~3 叶者居多。中性粒细胞的胞质呈极浅的粉红色,含有许多细小颗粒,其中浅紫色的为嗜天青颗粒,浅红色的为特殊颗粒。嗜天青颗粒约占颗粒总数的 20%,电镜下颗粒较大,直径 0.6~0.7 μm,呈圆形或椭圆形,电子密度较高。特殊颗粒约占颗粒总数的 80%,电镜下颗粒较小,直径 0.3~0.4 μm,呈哑铃形或椭圆形(图 4-4)。

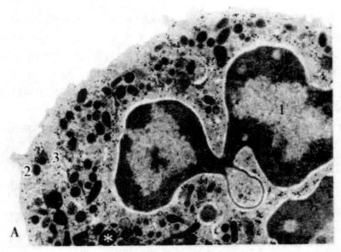

图 4-4 三种粒细胞电镜图
A—中性粒细胞

中性粒细胞和巨噬细胞一样具有很强的趋化作用和吞噬功能,其吞噬对象以细菌为主,也吞噬异物(图 4-5)。

2. 嗜碱性粒细胞

数量最少。细胞直径 10~12 μm,核分叶,或呈 S 形或不规则形,着色较浅。胞质内含有嗜碱性颗粒,大小不等,分布不均,染成蓝紫色,可将核掩盖。

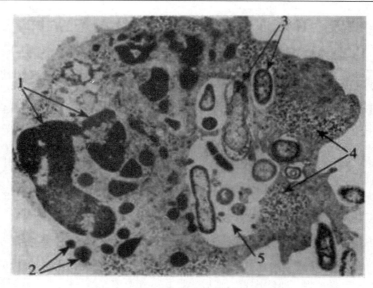

图 4-5　中性粒细胞吞噬细菌电镜图

3. 嗜酸性粒细胞

直径为 10~15 μm,核多为 2 叶,胞质内充满粗大的鲜红色嗜酸性颗粒,直径 0.5~1.0 μm。电镜下,可见颗粒内基质中有长方形结晶体。

4. 单核细胞

是体积最大的白细胞,直径为 14~20 μm。核呈肾形、马蹄铁形或扭曲折叠的不规则形,染色质颗粒细而松散,故着色较浅。

5. 淋巴细胞

血液中的淋巴细胞大部分为直径 6~8 μm 的小淋巴细胞,小部分为直径 9~12 μm 的中淋巴细胞。小淋巴细胞的核为圆形,一侧常有浅凹,染色质浓密呈块状,着色深。中淋巴细胞的核染色质略稀疏,着色略浅,有的可见核仁。淋巴细胞不仅产生于骨髓,而且产生于淋巴器官和淋巴组织。根据淋巴细胞的发生来源、形态特点和免疫功能等方面的不同,可分为三类

(1)胸腺依赖淋巴细胞(thymus dependent lymphocyte),简称 T 细胞,产生于胸腺,在血液淋巴细胞中约占总数的 75%;其体积小,胞质内含少量溶酶体。

(2)骨髓依赖淋巴细胞(bone marrow dependent lymphocyte),简称 B 细胞,产生于骨髓,占 10%~15%;其体积略大,一般不含溶酶体,有少量粗面内质网;B 细胞受抗原刺激后增殖分化为浆细胞,产生抗体。

(3)自然杀伤细胞(nature killer cell),简称 NK 细胞,产生于骨髓,约占 10%;为中淋巴细胞,溶酶体较多。

三、血　小　板

血小板(blood platelet)是从骨髓巨核细胞脱落下来的胞质小块,并非严格意义上的细胞。血小板呈双凸圆盘状,直径 2~4 μm;当受到机械或化学刺激时,则伸出突起,呈不规则形。致密小管系统是封闭的小管,管腔电子密度中等,能收集钙离子和合成前列腺素等(图 4-6)。

四、淋　　巴

淋巴是在淋巴管系统内流动的液体,单向性地从毛细淋巴管流向淋巴导管,然后汇入大静脉。淋巴由淋巴浆与淋巴细胞构成。淋巴浆实际上是血浆在毛细血管动脉端的部分渗出液,蛋白含量低于血浆,因此,淋巴是血浆循环的旁路。当淋巴经淋巴管流过淋巴结时,便有淋巴细胞加入。

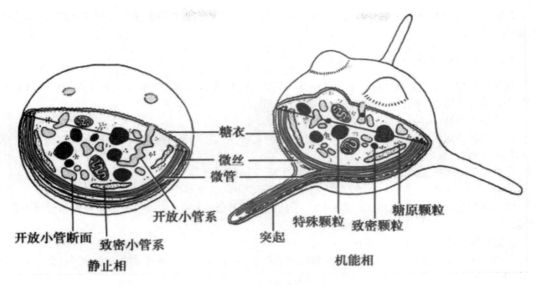

糖衣
微丝
微管

开放小管系

开放小管断面　致密小管系　　　突起　　特殊颗粒　致密颗粒　糖原颗粒

静止相　　　　　　　　　　　　　　　机能相

图 4 – 6　血小板超微结构模式图

五、骨髓和血细胞发生

体内各种血细胞的寿命有限,每天都有一定数量的血细胞衰老死亡,同时又有相同数量的血细胞在骨髓生成并进入血流,使外周血中血细胞的数量和质量维持动态平衡。

(一)骨髓的结构

骨髓位于骨髓腔中,分为红骨髓和黄骨髓,红骨髓的主要结构成分是造血组织,黄骨髓主要为脂肪组织,通常所说的骨髓指红骨髓。

1.造血组织由网状组织、造血细胞和基质细胞组成。网状细胞和网状纤维构成网架,网孔中充满不同发育阶段的各种血细胞,以及少量巨噬细胞、脂肪细胞、骨髓基质干细胞等(图 4 – 7)。

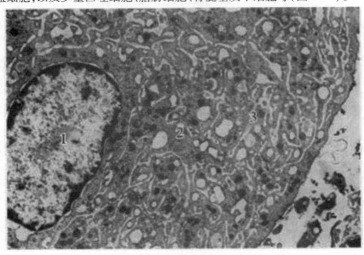

图 4 – 7　红骨髓切片光镜图

1—血窦(内有大量红细胞);2—巨核细胞;3—脂肪细胞

2. 血窦为管腔大、形状不规则的毛细血管,内皮细胞间隙较大,内皮基膜不完整,呈断续状,有利于成熟血细胞进入血液。

（二）造血干细胞和造血祖细胞

血细胞发生是造血干细胞在一定的微环境和某些因素的调节下,先增殖分化为各类血细胞的祖细胞,然后祖细胞定向增殖、分化成为各种成熟血细胞的过程。

1. 造血干细胞（hemopoietic stem cell）

是生成各种血细胞的原始细胞,又称多能干细胞,起源于人胚第3周初的卵黄囊壁等处的血岛。造血干细胞的特性是:

①有很强的增殖潜能,在一定条件下能反复分裂,大量增殖;

②有多向分化能力,在一些因素的作用下能分化形成不同的祖细胞;

③有自我复制能力,即细胞分裂后的部分子代细胞仍具原有特性,故造血干细胞可终身保持恒定的数量。

2. 造血祖细胞（hemopoietic progenitor）

是由造血干细胞分化而来的分化方向确定的干细胞,故也称定向干细胞。它们在不同的集落刺激因子作用下,分别分化为形态可辨认的各种血细胞。

（三）血细胞发生过程的形态演变

各种血细胞的分化发育过程大致可分为三个阶段:原始阶段、幼稚阶段和成熟阶段。其形态演变也有一定的规律:

①胞体由大变小,但巨核细胞则由小变大。

②胞核由大变小,红细胞的核最后消失,粒细胞的核由圆形逐渐变成杆状乃至分叶。

③胞质由少变多,胞质嗜碱性逐渐变弱,但单核细胞和淋巴细胞仍保持嗜碱性。

④细胞分裂能力从有到无,但淋巴细胞仍保持很强的潜在分裂能力。

1. 红细胞系的发生

历经原红细胞、早幼红细胞、中幼红细胞、晚幼红细胞,后者脱去胞核成为网织红细胞,入血后变为成熟红细胞（表4-2）。

表4-2 红细胞发生过程的形态演变

发育阶段和名称		胞体		胞核				胞质			分裂能力
		大小	形状	形状	染色质	核仁	核质比	嗜碱性	着色	血红蛋白	
原始	原红细胞	14~22	圆	圆	细粒状	2~3个	>3/4	强	墨水蓝	无	有
幼稚	早幼红细胞	11~19	圆	圆	粗粒状	偶见	>1/2	很强	墨水蓝	开始出现	有
	中幼红细胞	10~14	圆	圆	粗块状	消失	约1/2	减弱	红蓝间染	增多	弱
	晚幼红细胞	9~12	圆	圆	致密块	消失	更小	弱	红	大量	无
成熟	网织红细胞	7~9	网盘状		无			微	红	大量	无
	红细胞	7.5	网盘状		无			无	红	大量	无

2. 粒细胞系的发生

三种粒细胞虽有各自的造血祖细胞,但它们的发育过程基本相同,都历经原粒细胞、早幼粒细胞、中幼粒细胞、晚幼粒细胞,进而分化为成熟的杆状核和分叶核粒细胞（表4-3）。

表4-3 粒细胞发生过程的形态演变

发育阶段和名称		胞体		胞核				胞质				分裂能力
		大小（μm）	形状	形状	染色质	核仁	核质比例	嗜碱性	着色	嗜天青颗粒	特殊颗粒	
原始	原粒细胞	11～18	圆	圆	细网状	2～6个	>3/4	强	天蓝	无	无	有
幼稚	早幼粒细胞	13～20	圆	卵圆	粗网状	偶见	>1/2	减弱	浅蓝	大量	少量	有
	中幼粒细胞	11～16	圆	半圆	网块状	消失	约1/2	弱	浅蓝	少	增多	有
	晚幼粒细胞	10～15	圆	肾形	网密块	消失	<1/2	极弱	淡红	少	明显	无
成熟	杆状核	10～15	圆	杆状	粗块状	消失	<1/3	消失	淡红	少	大量	无
	分叶核	10～15	圆	分叶	粗块状	消失	更小	消失	淡红	少	大量	无

3. 单核细胞系的发生

单核细胞和中性粒细胞具有共同的造血祖细胞，经过原单核细胞和幼单核细胞，变为单核细胞。幼单核细胞增殖力很强，约38%的幼单核细胞处于增殖状态，单核细胞在骨髓中的贮存量不及粒细胞多。

4. 淋巴细胞系的发生

一部分淋巴性造血干细胞经血流进入胸腺皮质，分化为T细胞，一部分在骨髓内发育为B细胞和NK细胞。淋巴细胞的发育主要表现为细胞膜蛋白和功能状态的变化，形态结构的演变不很明显，故不易从形态上划分淋巴细胞的发生和分化阶段。

5. 巨核细胞 - 血小板系的发生

原巨核细胞经幼巨核细胞，发育为巨核细胞，巨核细胞的胞质块脱落成为血小板。原巨核细胞分化为幼巨核细胞，体积变大，胞核常呈肾形，胞质内开始出现血小板颗粒。巨核细胞伸出胞质突起从血窦内皮细胞间隙伸入窦腔，其末端胞质脱落成为血小板（图4-11）。

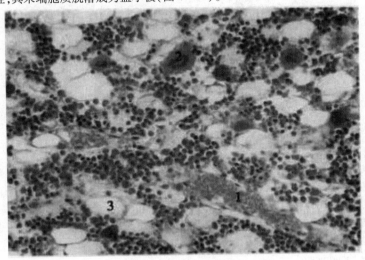

图4-11 巨核细胞电镜图

（刘志新）

第五章　软骨和骨

一、软　骨

软骨由软骨组织和周围的软骨膜构成。软骨组织主要由软骨细胞和软骨基质构成。软骨组织内无血管、淋巴管和神经,由于软骨基质具有可渗透性,从软骨膜血管渗出的营养物质可抵达软骨深部,营养软骨细胞。

(一)软骨组织

1. 软骨组织的细胞

除大量软骨细胞外,还有作为其前体细胞的骨祖细胞和成软骨细胞。软骨细胞位于软骨组织内部,其余二种分布在表面(图5-1)。

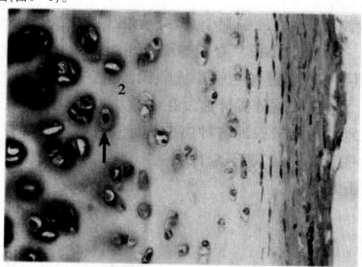

图5-1　透明软骨(气管)光镜图

(1)骨祖细胞(osteoprogenitor cell)

是软骨组织的干细胞,位于软骨组织和软骨膜的交界面,由于其形态和软骨膜中的纤维细胞相似,难以分辨,故也常说它们分布在软骨膜深部。其胞体呈梭形,较小,细胞质少,细胞核呈细长形,着色深。

(2)成软骨细胞(chondroblast)

由骨祖细胞增殖分化而成,位置更贴近软骨组织。胞体呈扁圆形,较小。成软骨细胞开始合成、分泌软骨基质,并被包埋其中。

(3)软骨细胞(chondrocyte)

包埋在软骨基质中,所在的腔隙称软骨陷窝。软骨细胞的大小、形状和分布在软骨内有一定规律。成熟软骨细胞的核圆,可见1~2个核仁,细胞质弱嗜碱性,电镜下可见丰富的粗面内质网和高尔基复合体,线粒体较少(图5-1,图5-2)。软骨细胞能产生软骨基质。

2. 软骨基质(cartilage matrix)

即软骨细胞产生的细胞外基质,由纤维和无定形基质组成。无定形基质的主要成分为蛋白聚糖和水,其蛋白聚糖与疏松结缔组织中的类似,也构成分子筛结构。纤维埋于基质中,使软骨具有韧性或弹性。纤维的种类和含量因软骨类型而异。

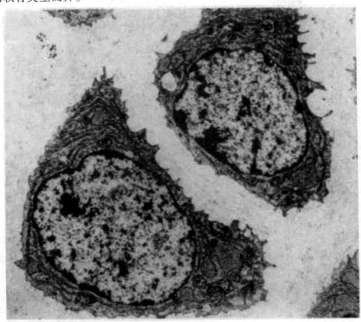

图 5 – 2 透明软骨电镜图

（二）软骨膜

除关节软骨外，软骨表面被覆薄层致密结缔组织，即软骨膜。软骨膜内有血管、淋巴管和神经，其血管可为软骨组织提供营养。软骨膜与周围结缔组织相连续，主要起保护作用。

（三）软骨的类型

1. 透明软骨（hyaline cartilage）

因新鲜时呈半透明而得名，分布较广，包括肋软骨、关节软骨、呼吸道软骨等。由于纤维极细，直径仅10～20nm，且折光率与基质接近，故光镜下不能分辨（图 5 – 1）。

2. 弹性软骨（elastic cartilage）

分布于耳廓、咽喉及会厌等处，因有较强的弹性而得名，新鲜时呈黄色。组织结构与透明软骨类似，但所含纤维成分为大量交织排列的弹性纤维，基质的嗜碱性弱于透明软骨。

3. 纤维软骨（fibrous cartilage）

分布于椎间盘、关节盘及耻骨联合等处，呈不透明的乳白色。结构特点是有大量平行或交叉排列的胶原纤维束，因此具有很强的韧性。其软骨细胞较小而少，成行排列于纤维束之间，基质也较少，呈弱嗜碱性。

（四）软骨的发生与生长

软骨来源于胚胎时期的间充质，发生的基本过程是：在将要形成软骨的部位，间充质细胞聚集增生，分化为骨祖细胞，后者再分化为成软骨细胞。

出生后，软骨仍将随着身体的发育而继续生长。生长方式包括两种：

①附加性生长，又称软骨膜下生长，通过已有的软骨细胞增殖，从而形成更多的软骨细胞和软骨基质，使软骨不断从内部向周围扩展。

②间质性生长，又称软骨内生长，通过已有的软骨细胞增殖，从而形成更多的软骨细胞和软骨基质，使软骨不断从内部向周围扩展。

二、骨

骨是由骨组织和骨膜等构成的坚硬器官,在机体中主要起支持、运动和保护作用。骨中含大量钙、磷等矿物质,故骨还是机体的钙、磷贮存库。

(一)骨组织

骨组织是骨的结构主体,主要由骨细胞和骨基质组成,由于有大量骨盐沉积,使得骨组织十分坚硬。

1. 骨基质(bone matrix)

简称骨质,即骨组织中钙化的细胞外基质。包括有机成分和无机成分,含水极少。有机成分为大量胶原纤维和少量无定形基质。无机成分又称骨盐,占干骨重量的65%,以钙、磷离子为主,也含多种其他元素。

骨质的结构形成经历了编织骨和板层骨的转变。编织骨是胚胎时期和5岁以内儿童的骨质结构形式。板层骨是以骨板形式存在的骨组织。

2. 骨组织的细胞

骨组织的细胞除大量骨细胞外,还有作为其前体细胞的骨祖细胞、成骨细胞以及破骨细胞。骨细胞位于骨组织内部,其余三种分布在表面。

(1)骨祖细胞(osteoprogenitor cell)

是骨组织的干细胞,位于骨组织和骨膜的交界面,由于其形态和骨膜中的纤维细胞相似,难以分辨,故也常说它们分布在骨膜深部。

(2)成骨细胞(osteoblast)

分布在骨组织表面,常单层排列,多呈矮柱状。分泌活跃的细胞可见其底部和侧面出现突起,与相邻的成骨细胞及邻近的骨细胞以突起相连。细胞核呈圆形,位于细胞质内远离骨表面的一端。

(3)骨细胞(osteocyte)

是位于骨组织内部有多个细长突起的细胞,比较均匀地分散于骨板之间或骨板内。骨组织内的骨陷窝-骨小管互相连通,构成了骨组织内部的物质输送通道(图5-8)。

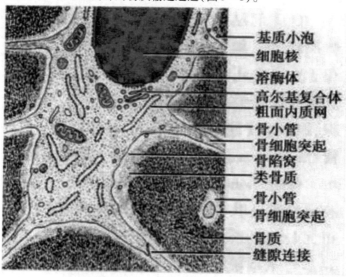

图5-8 骨细胞超微结构模式图

（4）破骨细胞（osteoclast）

数量少，散在分布于骨组织表面，细胞直径 30～100 μm，形态不规则，细胞核 6～50 个不等。皱褶缘深面的细胞质有许多吞噬泡和吞饮泡，内含细小的骨盐晶体和解体的有机成分，它们在细胞内将进一步降解（图 5－9）。

（二）长骨的结构

骨有多种类型，其中以长骨的结构最为复杂。长骨由骨干和骨骺两部分构成，表面覆有骨膜和关节软骨，内部为骨髓腔，骨髓充填其中。

1. 骨干

主要由密质骨构成，内侧有少量松质骨形成的骨小梁。密质骨在骨干的内、外表层形成环骨板，内、外环骨板之间的中层为骨干主体结构，由大量哈弗斯系统和少量间骨板构成（图 5－10）。

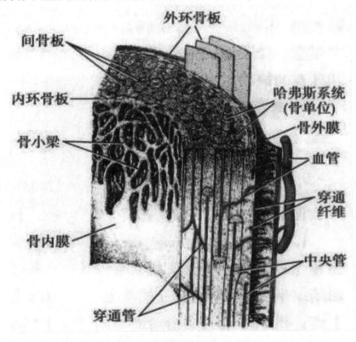

图 5－10 长骨骨干结构立体模式图

（1）环骨板（circumferential lamellae）

是环绕骨干内、外表面排列的骨板，分别称为内环骨板和外环骨板。外环骨板厚，由数层或十多层骨板组成，较整齐地环绕骨干排列。内环骨板薄，仅由数层骨板组成，不如外环骨板规则。

（2）哈弗斯系统（Haversian system）

又称骨单位，是长骨中起支持作用的主要结构，位于内、外环骨板之间，数量多，长筒状，其方向与骨干长轴一致。中央管内有血管、神经纤维和骨祖细胞等，来自与其相通的穿通管。

（3）间骨板（interstitial lamellae）

位于骨单位之间或骨单位与环骨板之间，是一些大小和形状不规则的骨板聚集体，是骨生长和改建过程中哈弗斯骨板或环骨板未被吸收的残留部分。

2. 骨骺

主要由松质骨构成，其表面有薄层密质骨，与骨干的密质骨相连续；关节面有关节软骨，为透明软骨。松质骨内的小腔隙和骨干中央的腔连通，共同构成骨髓腔。

3. 骨膜

除关节面以外，骨的内、外表面均覆有骨膜，分别称骨内膜和骨外膜，通常所说的骨膜指骨外膜。骨外膜(periosteum)为致密结缔组织,胶原纤维束粗大,交织成网。其中有些纤维束穿入骨质,称穿通纤维 (perforating fiber),起固定骨膜和韧带的作用(图5-10)。

4.骨髓

(见第4章)

三、骨 发 生

(一)骨发生的方式

骨发生于胚胎时期,来源于间充质。骨的发生有两种方式,即膜内成骨和软骨内成骨。

1.膜内成骨(intramembranous ossification)

即在原始的结缔组织内直接成骨。在将要成骨的部位,间充质首先分化为原始结缔组织,此处的间充质细胞分化为骨祖细胞,后者进一步分化为成骨细胞。成骨细胞在骨小梁表面不断添加新的骨组织,使骨小梁增长加粗(图5-12)。

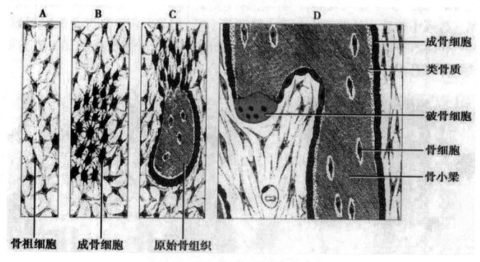

图5-12 膜内成骨过程模式图

A.未分化间充质细胞阶段,含骨祖细胞;B.骨祖细胞分化为成骨细胞;
C.成骨细胞形成原始骨组织;D.原始骨组织生长改建,形成骨小梁

2.软骨内成骨(endochondral ossification)

是指在预先形成的软骨雏形的基础上,将软骨逐步替换为骨。人体的大多数骨,如四肢骨、躯干骨和部分颅底骨等,都以此种方式发生。这种成骨方式比膜内成骨复杂。现以长骨发生为例,简述如下。

(1)软骨雏形形成

在将要成骨的部位间充质细胞聚集、分化为骨祖细胞,后者再分化为软骨细胞。软骨细胞产生软骨基质,把自身埋于其中,便形成一块软骨,其外形与将要形成的长骨相似,故称软骨雏形。

(2)骨领形成

在软骨雏形中段,软骨膜内的骨祖细胞增殖分化为成骨细胞,后者贴附在软骨组织表面形成薄层原始骨组织。这层骨组织呈领圈状包绕其中段,故名骨领。

(3)初级骨化中心与骨髓腔形成

软骨雏形中央的软骨细胞停止分裂,体积增大,其周围的软骨基质钙化,软骨细胞凋亡。

(4)次级骨化中心与骨骺形成

次级骨化中心出现在骨干两端的软骨组织中央,此处将形成骨骺。

(二)长骨的生长

在骨的发生过程中和发生后,骨仍不断生长,具体表现在骨加长和增粗两个方面。

1. 骨加长

通过骺板的不断生长并替换成骨组织而实现。从骨骺端到骨干的骨髓腔,骺板依次分为三个区。

(1)软骨储备区(zone of reserve cartilage)

软骨细胞较小,呈圆形或椭圆形,分散存在。软骨基质呈弱嗜碱性。

(2)软骨增生区(zone of proliferating cartilage)

软骨细胞增殖活跃,细胞为扁平形,同源细胞群呈单行排列,形成一串串并列纵行的软骨细胞柱。

(3)软骨成熟区(zone of maturing cartilage)

软骨细胞明显增大变圆,仍呈柱状排列,但软骨细胞柱之间的软骨基质明显变薄。

2. 骨增粗

骨外膜深部的骨祖细胞分化为成骨细胞,在骨干表面添加骨组织,使骨干变粗。而在骨干的内表面,破骨细胞吸收骨小梁,使骨髓腔横向扩大。

四、关　节

关节分动关节和不动关节两类。滑膜关节的基本结构由关节软骨、关节囊和关节腔组成。

1. 关节软骨

为薄层透明软骨,其表层细胞较小,单个分布,深层细胞较大,排列成行,与表面垂直。靠近骨组织的软骨基质钙化,并与骨组织相连。软骨基质中的胶原原纤维呈拱形走向,有加固作用。

2. 关节囊

分内外两层,外层为致密结缔组织,在与肌腱和韧带的相连处增厚;内层较疏松,称滑膜。滑膜表面有1~4层扁平或立方形上皮样结缔组织细胞,即滑膜细胞,细胞间有少量纤维和基质。

3. 关节腔

为关节囊所封闭的腔,关节腔内所含液体称为滑液。滑液由大量水和少量透明质酸、黏蛋白、淋巴细胞等构成,有润滑关节面和营养关节软骨的作用。

(刘志新)

第六章　神 经 组 织

神经组织由神经细胞和神经胶质细胞组成,是神经系统中最主要的组织成分。神经细胞也称神经元,约有 10^{12} 个。每个神经元都具有接受刺激、整合信息和传导冲动的能力;通过神经元之间的联系,把接受的信息加以分析或贮存,并可传递给各种肌细胞、腺细胞等效应细胞,以产生效应;此外,它们也是意识、记忆、思维和行为调节的基础。神经胶质细胞的数量为神经元的 $10 \sim 50$ 倍,对神经元起支持、保护、营养和绝缘等作用,也参与神经递质和活性物质的代谢。

一、神 经 元

神经元的形态不一,但都可分为胞体、树突和轴突三部分(图 $6-1$)。

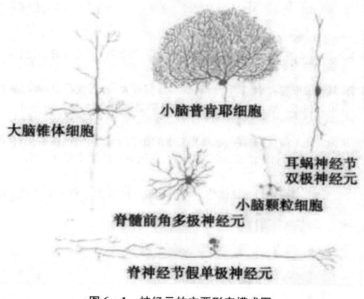

图 6 - 1　神经元的主要形态模式图

(一)神经元的结构

1. 胞体

是神经元的营养和代谢中心,主要位于大脑和小脑的皮质、脑干和脊髓的灰质以及神经节内;有圆形,锥形,梭形和星形等;其大小相差悬殊,小的直径仅 $4 \sim 5 ~\mu m$,大的可达到 $150 ~\mu m$;均由细胞膜、细胞质和细胞核构成(图 $6-2$)。

(1)细胞核

位于胞体中央,大而圆,核被膜明显,常染色质多,故着色浅,核仁也大而圆。

(2)细胞质

在光镜下,其特征性结构为尼氏体和神经原纤维。

尼氏体:具强嗜碱性,均匀分布;在大神经元,如脊髓运动神经元,呈粗大的斑块状,在小神经元,如神经节内的神经元,呈细颗粒状。神经递质是神经元向其他神经元或效应细胞传递信息的化学载体,一般为小分子物质,主要在胞体合成后以小泡的形式贮存于神经元的轴突终末。

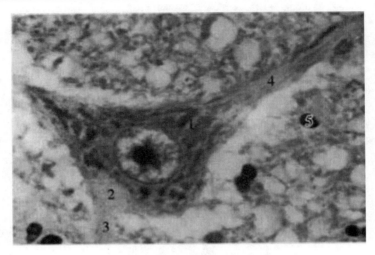

图6-2　脊髓运动神经元光镜图

（3）细胞膜

是可兴奋膜,具有接受刺激、处理信息、产生和传导神经冲动的功能。

2. 树突(dendrite)

每个神经元有一至多个树突,形如树枝状,即从树突干发出许多分支。在分支上常可见大量短小突起,称树突棘(图6-4)。

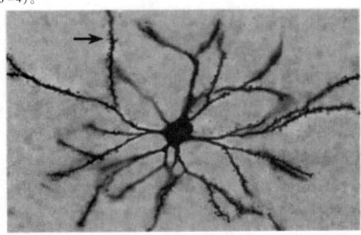

图6-4　大脑神经元光镜图

→树突棘;冰冻切片,Golgi-Cox 染色

3. 轴突(axon)

每个神经元只有一个轴突,一般由胞体发出,短者仅数微米,长者可达1米以上。光镜下胞体发出轴突的部位常呈圆锥形,称轴丘,此区无尼氏体,故染色淡。轴突一般比树突细,直径较均一,有侧支呈直角分出(图6-5)。轴突末端的分支较多,形成轴突终末。

（二）神经元的分类

1. 按神经元的突起数量

可分为三类:

①多极神经元(multipolar neuron):有一个轴突和多个树突。

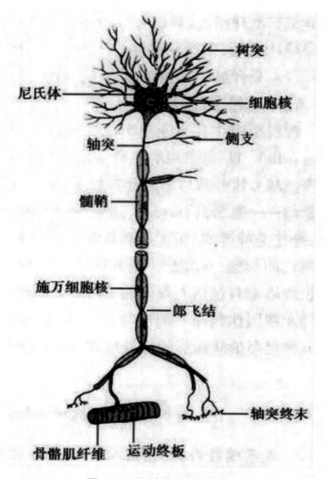

图6-5　运动神经元模式图

②双极神经元(bipolar neuron):有树突和轴突各一个。

③假单极神经元(pseudounipolar neuron):从胞体发出一个突起,但在不远处呈T形分为两支,一支进入中枢神经系统,称中枢突;另一支分布到周围的其他器官,称周围突(图6-6)。

2.按神经元轴突的长短

可分为两型:

①高尔基Ⅰ型神经元:是具有长轴突的大神经元;

②高尔基Ⅱ型神经元:是具有短轴突的小神经元。

3.按神经元的功能

可分为三类:

①感觉神经元:又称传入神经元,多为假单极神经元,可接受体内、外的化学或物理性刺激,并将信息传向中枢。

②运动神经元:又称传出神经元,一般为多极神经元,负责把神经冲动传递给肌细胞或腺细胞。

③中间神经元:主要为多极神经元,位于前两种神经元之间,起信息加工和传递作用。

4.按神经元释放的神经递质和神经调质的化学性质进行分类

①胆碱能神经元:释放乙酰胆碱;

②去甲肾上腺素能神经元:释放去甲肾上腺素;

③胺能神经元:释放多巴胺、5-羟色胺等;

④氨基酸能神经元:释放γ-氨基丁酸、甘氨酸和谷氨酸等;

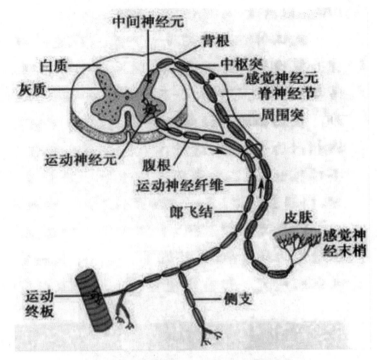

图 6－6　脊髓和脊神经模式图示三种神经元的关系

⑤肽能神经元：释放脑啡肽、P 物质和神经降压素等，常统称神经肽。

（三）神经干细胞

神经组织也和其他组织一样，存在一些具有增殖和分化潜能的细胞，称神经干细胞。其形态与星形胶质细胞相似，因此不易分辨。但它们表达一种特殊的中间丝蛋白——巢蛋白，这成为检测神经干细胞的标记物。

成年神经组织中的神经干细胞

成年哺乳动物成体神经干细胞（NSCs）的发现，是研究神经组织可塑性及其损伤修复的一个里程碑。这打破了长期认为成年中枢神经组织一成不变的观念。现已知，海马齿状回颗粒层下区和脑、脊髓的室管膜下区存在 NSCs，这些部位的微环境有利于 NSCs 的存活、迁移和分化。

成体神经干细胞是一种能自我更新和具有多向分化潜能的细胞。在体外培养中，受促分裂因子的作用，NSCs 能不断增殖、传代，它的数代子细胞仍保持干细胞的特性。NSCs 常聚集生长，形成大小不一的神经干细胞球（图 6－7）。

二、突　　触

神经元与神经元之间，或神经元与效应细胞之间传递信息的结构称突触。突触可分为化学突触和电突触两类。化学突触以神经递质作为传递信息的媒介，是一般所说的突触（图 6－8）。电突触实际是缝隙连接，以电流作为信息载体，存在于中枢神经系统和视网膜内的同类神经元之间，促进神经元的同步活动。

电镜下，突触由突触前成分、突触间隙和突触后成分三部分构成。突触前、后成分彼此相对的胞膜，分别称突触前膜和突触后膜，两者之间有宽 15～30 nm 的突触间隙。突触前成分一般是神经元的轴突终末，呈球状膨大，在镀银染色的切片呈棕黑色的圆形颗粒，称突触小体。

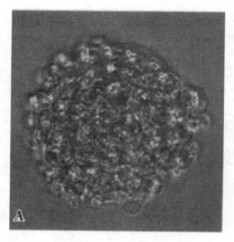

图 6 - 7　体外培养的神经干细胞球光镜图
A. 倒置显微镜图；B. 荧光素 Hoechst33342 标记,细胞核呈蓝色荧光

图 6 - 8　神经元胞体光镜图
镀银染色,→突触小体

三、神经胶质细胞

在神经元与神经元之间,神经元与非神经细胞之间,除了突触部位以外,一般都被神经胶质细胞分隔、绝缘,以保证信息传递的专一性和不受干扰。

（一）中枢神经系统的神经胶质细胞

脑和脊髓的神经胶质细胞有四种,在 HE 染色切片中,除室管膜细胞外,不易区分,用不同的镀银染色法则能显示各种细胞的全貌。

1. 星形胶质细胞(astrocyte)

是最大的一种神经胶质细胞,胞体呈星形,核圆或卵圆形、较大、染色较浅。胞质内含有胶质丝,是由胶质原纤维酸性蛋白构成的一种中间丝,参与细胞骨架的组成。从胞体发出的突起伸展充填在神经元胞体及其突起之间,起支持和绝缘作用。此细胞可分为两种:

①纤维性星形胶质细胞,多分布于脑和脊髓的白质,其突起长而直,分支较少,胶质丝丰富;

②原浆性星形胶质细胞,多分布在脑和脊髓的灰质,突起较短粗,分支多,胶质丝较少。

2.少突胶质细胞(oligodendrocyte)

分布于神经元胞体附近及轴突周围。胞体较星形胶质细胞小,核卵圆形、染色质致密。在镀银染色标本中,少突胶质细胞的突起较少。在电镜下,可见多数少突胶质细胞突起末端扩展成扁平薄膜,包卷神经元的轴突形成髓鞘,所以它是中枢神经系统的髓鞘形成细胞。

3.小胶质细胞(microglia)

是最小的神经胶质细胞。其胞体细长或椭圆,核小、呈扁平或三角形,染色深。通常从胞体发出细长有分支的突起,突起表面有许多棘突。

4.室管膜细胞(ependymal cell)

衬在脑室和脊髓中央管的腔面,形成单层上皮样的室管膜。室管膜细胞呈立方或柱形,游离面有许多微绒毛,少数细胞有纤毛,其摆动有助脑脊液流动;部分细胞的基底面有细长的突起伸向深部。

（二）周围神经系统的神经胶质细胞

1.施万细胞(Schwann cell)

参与周围神经系统中神经纤维的构成,与有髓神经纤维和无髓神经纤维中的施万细胞的形态和功能有所差异。施万细胞的外表面有基膜,也能分泌神经营养因子,促进受损伤的神经元存活及其轴突再生。

2.卫星细胞(satellite cell)

是神经节内包裹神经元胞体的一层扁平或立方形细胞,其核圆或卵圆形,染色质较浓密。

四、神经纤维和神经

（一）神经纤维

神经纤维由神经元的长轴突及包绕它的神经胶质细胞构成。根据神经胶质细胞是否形成髓鞘,可将其分为有髓神经纤维和无髓神经纤维两类(图6-16)。

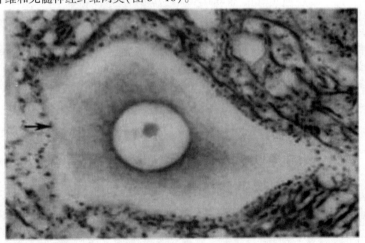

图6-16　周围神经纤维仿真图

1.有髓神经纤维(myelinated nerve fiber)

(1)周围神经系统的有髓神经纤维

其施万细胞为长卷筒状,最长可达1 500 μm,它们一个接一个地套在轴突外面。相邻的施万细胞不完全连接,于神经纤维上这一部位较狭窄,称郎飞结,在这一部位的轴膜部分裸露。HE染色标本制备时,髓鞘中类脂被溶解,仅见少量残留的网状蛋白质(图6-17)。

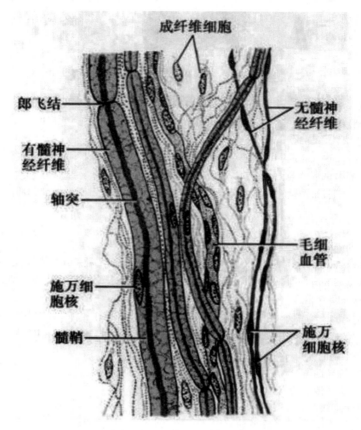

图 6 - 17　神经纤维束（局部横切面）光镜图

（2）中枢神经系统的有髓神经纤维

其结构与周围神经系统的有髓神经纤维基本相同,但形成髓鞘的细胞是少突胶质细胞。少突胶质细胞的多个突起末端的扁平薄膜可包卷多个轴突,其胞体位于神经纤维之间(图 6 - 22,图 7 - 23)。

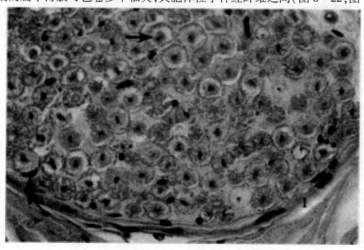

图 6 - 22　少突胶质细胞与中枢有髓神经纤维关系模式图

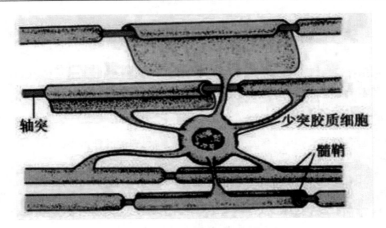

图6-23 少突胶质细胞电镜图

2.无髓神经纤维(unmyelinated nerve fiber)

(1)周围神经系统的无髓神经纤维

其施万细胞为不规则的长柱状,表面有数量不等、深浅不同的纵行凹沟,纵沟内有较细的轴突,施万细胞的膜不形成髓鞘包裹它们。因此,一条无髓神经纤维可含多条轴突。由于相邻的施万细胞衔接紧密,故无郎飞结。

(2)中枢神经系统的无髓神经纤维

轴突外面没有特异性的神经胶质细胞包裹,轴突裸露地走行于有髓神经纤维或神经胶质细胞之间。

神经纤维的功能是传导神经冲动,这种电流的传导是在轴膜进行的。有髓神经纤维的神经冲动呈跳跃式传导,故传导速度快。另外髓鞘的电阻比轴膜高得多,而电容却很低,电流只能使郎飞结处的轴膜产生兴奋。无髓神经纤维因无髓鞘和郎飞结,神经冲动只能沿轴膜连续传导,故传导速度慢。

(二)神经

周围神经系统的神经纤维集合形成神经纤维束,若干条神经纤维束又聚集构成神经。粗的神经可含数十条神经纤维束,但分布在组织内的细小神经常常仅由一条神经纤维束构成(图6-25)。

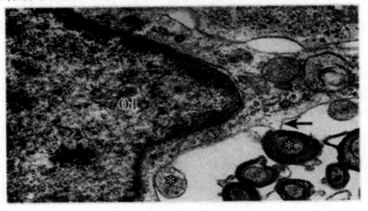

图6-25 坐骨神经(局部)光镜图
1.神经外膜;2.神经纤维束;→神经束膜

五、神经末梢

神经末梢是周围神经纤维的终末部分,它们遍布全身,形成各种末梢装置,按功能分为感觉神经末梢和运动神经末梢两大类。

(一)感觉神经末梢

感觉神经末梢是感觉神经元周围突的末端,它们通常和周围的其他组织共同构成感受器,把接收的内、外环境刺激转化为神经冲动,通过感觉神经纤维传至中枢,产生感觉。

1. 游离神经末梢(free nerve ending)

由较细的有髓或无髓神经纤维的终末反复分支而成。其细支裸露,广泛分布在表皮、角膜和毛囊的上皮细胞之间,或分布在各型结缔组织内,如真皮、骨膜、脑膜、血管外膜、关节囊、肌腱、韧带、筋膜和牙髓等处,感受温度、应力和某些化学物质的刺激,参与产生冷、热、轻触和痛的感觉(图6-6,图7-26)。

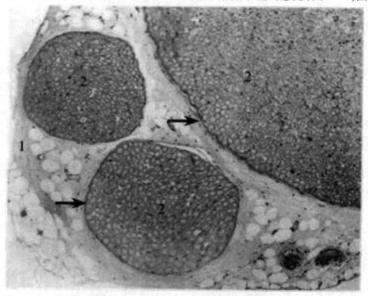

图6-26　表皮的游离神经末梢仿真图

2. 触觉小体(tactile corpuscle)

分布在皮肤的真皮乳头处,以手指掌侧皮肤内最多,数量随年龄递减。触觉小体呈卵圆形,长轴与皮肤表面垂直,小体内有许多扁平横列的细胞,外包结缔组织被囊(图6-27)。

3. 环层小体(lamellar corpuscle)

广泛分布在皮下组织、腹膜、肠系膜、韧带和关节囊等处。环层小体较大,呈圆或卵圆形,中央有一条均质状的圆柱体,周围有许多层同心圆排列的扁平细胞。有髓神经纤维进入小体时失去髓鞘,裸露的轴突进入圆柱体内。环层小体感受较强的应力,参与产生压觉和振动觉。

4. 肌梭(muscle spindle)

是分布在骨骼肌内的梭形结构。表面有结缔组织被囊,内含若干条较细的骨骼肌纤维,称梭内肌纤维。梭内肌纤维的核成串排列,或集中在肌纤维的中段而使该处膨大,肌原纤维较少。感觉神经纤维进入肌梭前失去髓鞘,其轴突分成多支,分别呈环状包绕梭内肌纤维中段的含核部分,或呈花枝样附着在接近中段处。此外,肌梭内也有运动神经末梢,分布在肌纤维的两端。

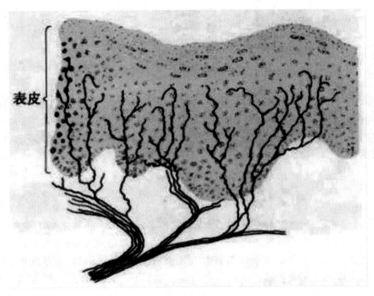

表皮

图6-27 触觉小体(左)和环层小体(右)仿真图

（二）运动神经末梢

运动神经末梢是运动神经元的轴突在肌组织和腺体的终末结构,支配肌细胞的收缩,调节腺细胞的分泌。可分为躯体和内脏运动神经末梢两类。

1.躯体运动神经末梢

分布于骨骼肌。位于脊髓前角或脑干的运动神经元胞体发出的长轴突,抵达骨骼肌细胞时失去髓鞘,其轴突反复分支;每一分支形成葡萄状终末,并与骨骼肌细胞建立突触连接,此连接区域呈椭圆形板状隆起,称运动终板或神经肌连接。

2.内脏运动神经末梢

分布于心肌、各种内脏及血管的平滑肌和腺体等处。其神经纤维较细,无髓鞘,分支末段呈串珠样膨体,贴附于肌细胞表面或穿行于腺细胞之间,与效应细胞建立突触。

（闫磊）

第七章 神经系统

神经系统主要由神经组织构成,分为中枢神经系统和周围神经系统两部分,前者包括脑和脊髓,后者由脑神经节和脑神经、脊神经节和脊神经、自主神经节和自主神经组成。

神经系统的功能活动是通过无数神经元及其突起建立的神经网络实现的。神经系统直接或间接调控机体各系统、器官的活动,对体内、外各种刺激迅速作出适应性反应。

一、大 脑 皮 质

大脑皮质中的神经元数量庞大,种类丰富,均为多极神经元。其中的高尔基Ⅰ型神经元有大、中型锥体细胞和梭形细胞,它们的轴突组成投射纤维,发向脑干或脊髓,或组成联络纤维,发向同侧大脑皮质的其他部位;高尔基Ⅱ型神经元主要包括大量颗粒细胞以及水平细胞、星形细胞、篮状细胞、上行轴突细胞等,均属于中间神经元,主要接受来自神经系统其他部位传入的信息,并加以综合、贮存或传递给高尔基Ⅰ型神经元(图7-1)。

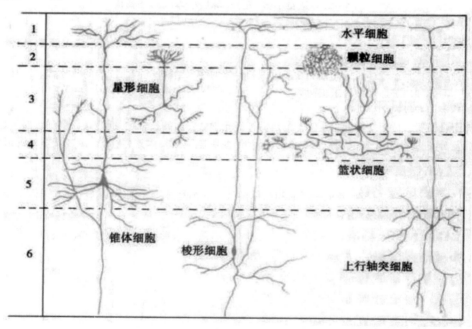

图 7-1 大脑皮质神经元的形态和分布模式图

大脑皮质的神经元分层排列,除个别区域外,一般可分为6层。

1.分子层(molecular layer)

位于大脑皮质的最表面。神经元较少,主要是水平细胞和星形细胞,水平细胞的树突和轴突与皮质表面平行分布;还有许多与皮质表面平行的神经纤维。

2.外颗粒层(external granular layer)

由许多颗粒细胞和少量小型锥体细胞构成。锥体细胞胞体尖端发出一条较粗的顶树突,伸向皮质表面,沿途发出许多小分支。胞体还向周围发出一些水平走向的树突,称基树突。轴突自胞体底部与顶树突相对应的位置发出(图7-4)。

3.外锥体细胞层(external pyramidal layer)

较厚,主要是中、小型锥体细胞,以中型占多数。它们的顶树突伸至分子层,轴突组成联络纤维和连合纤维。

4.内颗粒层(internalgranular layer)

细胞密集,多数是颗粒细胞。

5.内锥体细胞层(internalpyramidal layer)

主要由大、中型锥体细胞组成。在中央前回运动区,此层有巨大锥体细胞,胞体高 120 μm,宽 80 μm,称 Betz 细胞(图 7-4)。

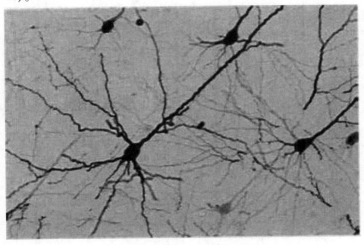

图 7-4 大脑锥体细胞光镜图

6.多形细胞层(polymorphiclayer)

以梭形细胞为主,还有锥体细胞和上行轴突细胞。梭形细胞数量较少,其树突自胞体上下两端发出,分别上行到皮质表层和下行至皮质深层,轴突起自下端树突主干根部,进入白质组成投射纤维、联络纤维或连合纤维。

生物素标记、酶组织化学法大脑皮质的 1~4 层主要接受传入的信息。大脑皮质的投射纤维主要起自第 5 层的锥体细胞和第 6 层的大梭形细胞。联络纤维和连合纤维则起自第 3、5 和 6 层的锥体细胞和梭形细胞。皮质的第 2、3、4 层的颗粒细胞等高尔基 Ⅱ 型神经元主要与各层细胞相互联系,构成局部神经环路,对各种信息进行分析、整合和贮存(图 7-5)。

二、小 脑 皮 质

小脑皮质的神经元有普肯耶细胞(Purkinje cell)、颗粒细胞、星形细胞、篮状细胞和高尔基细胞 5 种,其中普肯耶细胞是唯一的传出神经元。小脑皮质由表及里呈现明显的 3 层(图 7-6)。

1.分子层

较厚,含大量神经纤维,神经元则少而分散,主要有两种。一种是小而多突的星形细胞,胞体分布于浅层,轴突较短,与普肯耶细胞的树突形成突触。另一种是篮状细胞,胞体较大,分布于深层,其轴突较长,向下层延伸,末端呈网状包裹普肯耶细胞胞体,与之形成突触。

2.普肯耶细胞层

由一层排列规则的普肯耶细胞胞体构成,它们是小脑皮质中最大的神经元。胞体呈梨形,顶端发出 2~3 条粗的主树突伸向分子层,主树突的分支繁密,如扁薄的扇形展开。

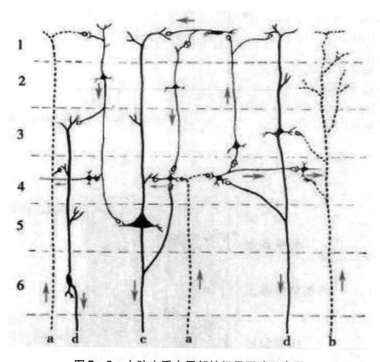

图7-5 大脑皮质内局部神经元回路示意图
a.感觉传入纤维;b.联合传入纤维;c.投射传出纤维;d.联络纤维或连合纤维

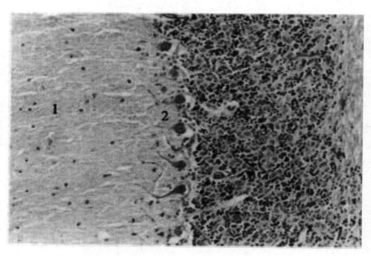

图7-6 小脑皮质光镜图
1.分子层;2.普肯耶细胞层;3.颗粒层

3. 颗粒层

含有密集的颗粒细胞和一些高尔基细胞。颗粒细胞胞体很小,呈圆形,有4~5个短树突,末端分支如爪状。

小脑皮质的传入纤维有三种:攀缘纤维、苔藓纤维和去甲肾上腺素能纤维。

三、脊髓灰质

脊髓横切面中央有蝴蝶形的灰质，周围是白质（图7-9）。灰质分前角、后角和侧角（侧角主要见于胸腰段脊髓），其主要成分是多极神经元的胞体、树突、无髓神经纤维和神经胶质细胞。前角内多数是躯体运动神经元，大小不一。

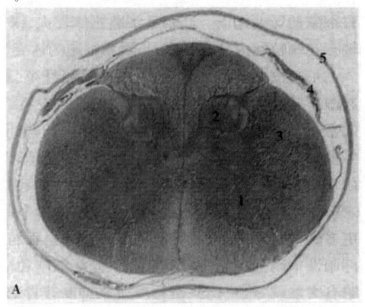

图7-9　脊髓横切面光镜图
A. 低倍；B. 高倍；1. 前角；2. 后角；3. 白质；4. 软膜与蛛网膜；5. 硬膜；←中央管

后角内的神经元类型较复杂，但它们主要接受感觉神经元轴突传入的神经冲动。后角有些神经元（称束细胞）发出长轴突进入白质，形成各种神经纤维束，上行到脑干、小脑和丘脑。

四、神 经 节

神经节可分脊神经节、脑神经节和自主神经节三种。神经节中的神经元常称节细胞。

1. 脊神经节

是脊髓两侧的脊神经背根上的膨大结构，属感觉神经节，内含许多假单极神经元胞体群和平行排列的神经纤维束。神经元胞体多呈圆形，大小不等。核圆形，位于胞体中央，核仁明显。脊神经节内的神经纤维大部分是有髓神经纤维（图7-10）。

2. 脑神经节

位于某些脑神经干上，其结构与脊神经节相似。

3. 自主神经节

包括交感和副交感神经节。交感神经节位于脊柱两旁及前方，副交感神经节则位于器官附近或器官内。交感神经节内大部分为去甲肾上腺素能神经元，少数为胆碱能神经元。副交感神经节的神经元一般属胆碱能神经元。

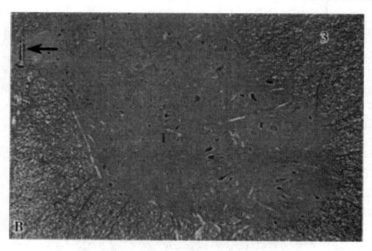

图 7 – 10   脊神经节光镜图

五、脑脊膜和血 – 脑屏障

1. 脑脊膜

脑脊膜是包裹在脑和脊髓表面的结缔组织膜,由外向内分硬膜、蛛网膜和软膜三层,具有保护和支持脑和脊髓的作用(图 7 – 11)。

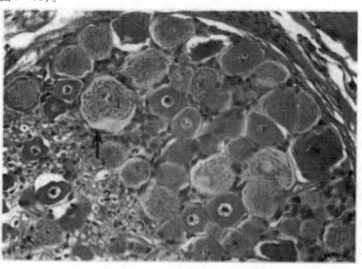

图 7 – 11   大脑冠状切面模式图

示脑膜和血管

2. 血 – 脑屏障(blood – brainbarrier)

中枢神经系统的毛细血管与其他器官的毛细血管不同,能限制多种物质进入神经组织。如将染料台盼蓝注射进动物血液后,很多器官被染为蓝色,而脑和脊髓却不着色,因为在血液与神经组织之间存在血 – 脑屏障。血 – 脑屏障由毛细血管内皮细胞、基膜和神经胶质膜构成(图 7 – 12)。

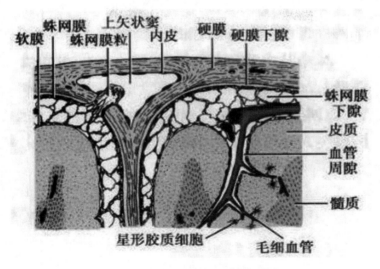

图 7 - 12 血 - 脑屏障超微结构模式图

六、脉络丛和脑脊液

脉络丛是由第三、四脑室顶和部分侧脑室壁的软膜与室管膜直接相贴,突入脑室而形成的皱襞状结构,室管膜则成为有分泌功能的脉络丛上皮(图7 - 14)。脉络丛上皮由一层矮柱状或立方形室管膜细胞组成,胞质含较多线粒体,相邻细胞顶部之间有连接复合体。上皮外方的结缔组织含丰富的有孔毛细血管和巨噬细胞。

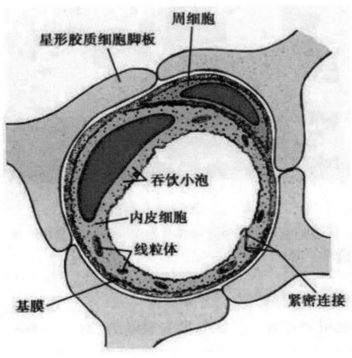

图 7 - 14 脉络丛仿真图

脉络丛上皮细胞不断分泌无色透明的脑脊液(cerebrospinal fluid),充满脑室、脊髓中央管、蛛网膜下隙和血管周隙,脑脊液有营养和保护脑与脊髓的作用。脑脊液最后被蛛网膜粒吸收进入血液,从而形成脑脊液循环。

(闫磊)

第八章　眼　和　耳

一、眼

眼是视觉器官,主要由眼球构成,还有眼睑、眼外肌和泪器等附属器。眼球近似球体,由眼球壁和眼内容物组成(图8-1~8-3)。

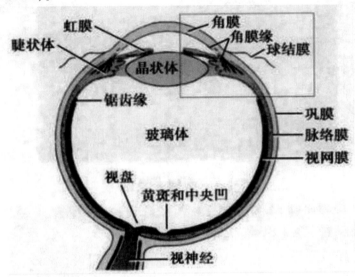

图8-1　眼球结构模式图(方框内为图8-2结构)

(一)眼球壁

眼球壁由外至内依次分为纤维膜、血管膜和视网膜三层。纤维膜主要由致密结缔组织构成,前1/6为角膜,后5/6为巩膜,两者的过渡区域称角膜缘。盲部包括虹膜上皮和睫状体上皮,视部为感光的部位,即通常所称的视网膜。

1. 角膜(cornea)

为透明的圆盘状结构,弯曲度大于眼球外壁的其他部分,故略向前方突出。角膜中央较薄,约0.5 mm;周边较厚,约1.0 mm。角膜内不含血管和淋巴管,营养由房水和角膜缘的血管以渗透的方式供应。从前至后可将角膜分为5层。

(1)角膜上皮(corneal epithelium)

为未角化的复层扁平上皮,由5~6层排列整齐的细胞构成,无黑素细胞。基部平坦,基底层为一层矮柱状细胞,具有一定的增殖能力,中间3层为多边形细胞,表面1~2层为扁平细胞,故角膜表面平整光滑。

(2)前界层(anterior limiting lamina)

为不含细胞的薄层结构,由胶原原纤维和基质构成。

(3)角膜基质(corneal stroma)

又称固有层,约占角膜全厚度的90%,主要成分为多层与表面平行的胶原板层。胶原板层之间散在分布扁平多突起的成纤维细胞,能产生基质和纤维,参与角膜损伤的修复。

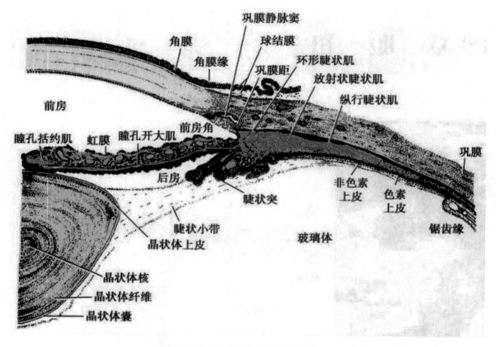

图 8 - 2　眼球前部仿真图

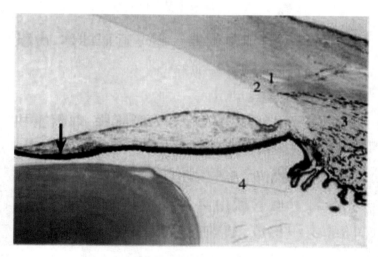

图 8 - 3　眼球前部光镜图

（4）后界层（posterior limiting lamina）

结构似前界层，但更薄。

（5）角膜内皮（corneal endothelium）

为单层扁平或立方上皮，参与后界层的形成。

2. 巩膜（sclera）

呈瓷白色，主要由大量粗大的胶原纤维交织而成，质地坚韧，是眼球壁的重要保护层。与角膜交界处的内侧，巩膜向前内侧稍凸起，形成一环形嵴状突起，称巩膜距，是小梁网和睫状肌的附着部位。

3. 角膜缘（corneallimbus）

为角膜与巩膜的带状移行区域。此处通常是临床眼球前部手术的入路之处。角膜缘环绕角膜周边，宽 1~2 mm。角膜缘上皮不同于角膜上皮和结膜上皮,其上皮较厚,细胞通常超过 10 层,细胞较小,核深染。

角膜缘内侧有环行的巩膜静脉窦。在眼球矢状切面上,窦腔呈较大而不太规则的长条形,窦壁衬贴内皮。小梁间隙与巩膜静脉窦相通,两者是房水回流的必经之路。

4. 虹膜(iris)

是位于角膜和晶状体之间的扁圆盘状薄膜,周边与睫状体相连,中央为圆形的瞳孔。虹膜将眼房分隔为前房和后房,前、后房内的房水借瞳孔相通。虹膜直径约为 12 mm,厚度约 0.5 mm,近瞳孔缘处较厚,周边较薄。

5. 睫状体(ciliarybody)

位于虹膜与脉络膜之间,为具有伸缩功能的环带状结构,在眼球矢状切面上大致呈三角形。前部较宽大,并向前内侧增厚形成许多突起,后部渐平坦,终止于锯齿缘。睫状体由睫状肌、基质和上皮组成。

6. 脉络膜(choroid)

为血管膜的后 2/3 部分,衬于巩膜内面,为富含血管和黑素细胞的疏松结缔组织。由于黑素细胞很多,故呈棕黑色。与视网膜相贴的最内层为一均质透明的薄膜,称玻璃膜,由纤维和基质组成。

7. 视网膜(retina)

以下所述视网膜指视网膜视部。视网膜主要为高度分化的神经组织,由外向内依次是色素上皮层、视细胞层、双极细胞层和节细胞层;后 3 层又统称为神经层。

(1)色素上皮层

是由色素上皮细胞构成的单层立方上皮,基底面紧贴玻璃膜。细胞顶部有大量突起伸入视细胞的外节之间。胞质内含大量粗大的黑素颗粒和吞噬体。黑素颗粒可防止强光对视细胞的损害,吞噬体内通常为视杆细胞脱落的膜盘,表明色素上皮细胞可参与视细胞外节的更新。细胞侧面有紧密连接。视网膜色素上皮有多方面的功能,如保护视细胞,稳定视网膜的内环境,贮存维生素 A,以及营养神经层和吞噬视细胞脱落物。

(2)视细胞层

视细胞是感受光线的感觉神经元,又称感光细胞。细胞分为胞体、外突(树突)和内突(轴突)三部分。胞体是细胞核所在部位,略微膨大。外突中段有一缩窄而将其分为内节和外节,缩窄处的内部为纤毛样构造,称连接纤毛。

(3)双极细胞层

双极细胞(bipolar cell)是连接视细胞和节细胞的纵向中间神经元。其树突与视细胞的内突形成突触,轴突与节细胞形成突触。大多数双极细胞可与多个视细胞和节细胞形成突触联系;但也有少数细胞只与一个视锥细胞和一个节细胞联系,称侏儒双极细胞(midget bipolar cell),它们位于视网膜中央凹边缘。

(4)节细胞层

节细胞(ganglion cell)是具有长轴突的多极神经元,大多为单层排列,其树突主要与双极细胞形成突触,轴突向眼球后极汇聚,并穿出眼球壁构成视神经。

视盘(optic disc):又称视神经乳头,位于黄斑鼻侧,圆盘状,呈乳头状隆起,中央略凹。所有节细胞的轴突在此处汇集,并穿出眼球壁形成视神经。此处无感光细胞,为生理盲点。视网膜中央动脉和中央静脉也在此穿过。视神经将信息传入大脑枕叶的视觉中枢,产生视觉。

(二)眼内容物

包括房水、晶状体和玻璃体,均无色透明,与角膜共同组成眼的屈光系统。

1. 晶状体(lens)

为具有弹性的双凸透明体,是眼球中最重要的屈光装置,充当生物透镜作用。晶状体前面略平,后面较凸,两面交界处为赤道部。晶状体外包晶状体囊,是由基膜和胶原原纤维等构成的薄层结构。

2. 玻璃体(vitreousbody)

位于晶状体、睫状体与视网膜之间,为无色透明的胶状体,水分占 99%,其余为胶原原纤维、玻璃蛋白、透明质酸和少量细胞。

3. 房水(aqueoushumor)

为充满眼房的透明液体,由睫状体的血液渗出和非色素上皮细胞分泌而成。房水从后房经瞳孔至前房,继而在前房角经小梁间隙进入巩膜静脉窦,最终由睫状前静脉导入血液循环。房水也具有屈光作用,并可营养晶状体和角膜以及维持眼压。

(三)眼附属器

包括眼睑、泪器和眼外肌等,对眼球起遮盖、保护和运动等作用。

眼睑为薄板状结构,由前至后分为皮肤、皮下组织、肌层、睑板和睑结膜五层。皮肤薄而柔软,睑缘有2~3列睫毛,睫毛根部有小的皮脂腺,称睑缘腺或 Zeis 腺。睫毛附近有呈螺旋状的汗腺,称睫腺或 Moll 腺。皮下组织为疏松结缔组织,易水肿和淤血。肌层主要是骨骼肌。

二、耳

耳由外耳、中耳和内耳组成,前两者传导声波,后者为听觉感受器和位觉感受器的所在部位。

(一)外耳

外耳由耳廓、外耳道和鼓膜构成。耳廓以弹性软骨为支架,外包薄层皮肤。外耳道的皮肤内有耵聍腺,结构类似顶泌汗腺,分泌耵聍。鼓膜(tympanic membrane)为椭圆形的半透明薄膜,分隔外耳道与中耳。

(二)中耳

中耳包括鼓室和咽鼓管(图 8 – 16)。鼓室内表面和三块听小骨表面覆有薄层黏膜。听小骨彼此形成关节连接,关节面为透明软骨。咽鼓管近鼓室段的黏膜上皮为单层柱状,近鼻咽段为假复层纤毛柱状,固有层内有混合性腺。

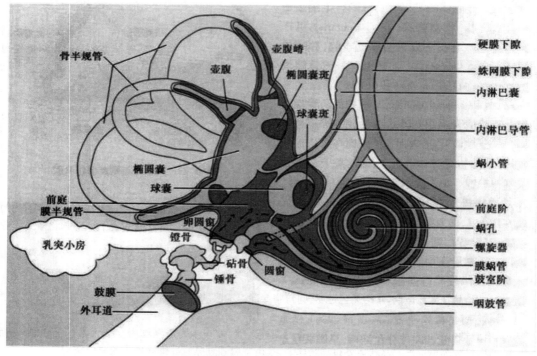

图 8 – 16 中耳和内耳模式图(箭头示声波传导方向)

(三) 内耳

内耳为一系列穿行于颞骨岩部内的弯曲管道,结构复杂,形同迷宫,故又称迷路。它由骨迷路和膜迷路组成。骨迷路由前至后分为耳蜗、前庭和半规管,它们依次连通,内壁上都衬以骨膜。膜迷路悬系在骨迷路内,基本形态与骨迷路相似,也相应地分为三部分,即膜蜗管、膜前庭和膜半规管,三者也相通,内壁衬以单层上皮,某些部位的上皮增厚,特化形成感受器。

膜迷路的腔内充满内淋巴,内淋巴由膜蜗管的血管纹产生,经内淋巴导管和内淋巴囊导入硬膜下隙。膜迷路与骨迷路之间的腔隙充满外淋巴,其成分与内淋巴不同,可能是蛛网膜下隙的脑脊液经蜗小管导入,也可能从骨膜毛细血管渗出产生。内、外淋巴互不相通。淋巴有营养内耳和传递声波等作用。

1. 耳蜗、膜蜗管及螺旋器

耳蜗外形如蜗牛壳,骨蜗管和套嵌其内的膜蜗管围绕中央锥形的蜗轴盘旋约两周半。蜗轴由松质骨构成,内有耳蜗神经节。骨蜗管被膜蜗管分隔为上下两部分,上部为前庭阶,起始于卵圆窗;下部为鼓室阶,起自圆窗;二者均含外淋巴,并在蜗顶以蜗孔相通。膜蜗管含内淋巴,其顶部为盲端。

膜蜗管的横切面呈三角形,上壁为菲薄的前庭膜,由两层单层扁平上皮夹一层基板组成,前庭膜呈外高内低的斜行走向。外侧壁的上皮为特殊的含毛细血管的复层上皮,称血管纹,可产生内淋巴。上皮下方为增厚的骨膜,称螺旋韧带。下壁由内侧的骨螺旋板和外侧的膜螺旋板共同构成。螺旋缘向膜蜗管中伸出一末端游离的薄板状的胶质性盖膜,覆盖于螺旋器上(图8-20)。

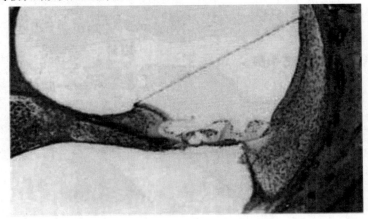

图8-20　膜蜗管与螺旋器光镜图

螺旋器是听觉感受器,由外耳道传入的声波使鼓膜振动,经听骨链传至卵圆窗,引起前庭阶外淋巴振动,前庭膜随外淋巴一起振动,继而使膜蜗管的内淋巴发生振动,导致基底膜振动,产生听觉。

2. 前庭、膜前庭及位觉斑

前庭为一膨大的腔,连接半规管和耳蜗(图8-16)。膜前庭由椭圆囊和球囊组成。椭圆囊外侧壁和球囊前壁的骨膜和上皮局部增厚,呈斑块状,分别称椭圆囊斑和球囊斑,均为位觉感受器,故又统称位觉斑。椭圆囊斑位于椭圆囊的外侧壁,其长轴呈水平位;球囊斑位于球囊的前壁,其长轴为垂直位,两斑相互垂直。

毛细胞位于支持细胞之间,细胞顶部有40~80根静纤毛和一根动纤毛,皆插入位砂膜。静纤毛呈阶梯状排列,最长的静纤毛一侧为动纤毛。毛细胞基底面与传入神经末梢形成突触联系。

位觉斑感受身体的直线变速运动和静止状态。由于位砂的比重远大于内淋巴,在直线变速运动或重力作用下,位砂膜与毛细胞胞体的位置发生相对移位,从而使纤毛弯曲,毛细胞兴奋,并将兴奋通过突触传递给传入神经末梢。

3. 半规管、膜半规管及壶腹嵴

半规管位于内耳的后外侧,为三个相互垂直的半环形骨管,每个半规管与前庭相连处各形成一个膨大的壶腹。相应的膜半规管及其壶腹套嵌其内。膜性壶腹部骨膜和上皮局部增厚,形成横行的山嵴状隆起,称壶腹嵴。

　　壶腹嵴的上皮也由支持细胞和毛细胞组成,毛细胞也分Ⅰ型和Ⅱ型,其动纤毛和静纤毛的数量和排列情况与位觉斑类似。支持细胞分泌的糖蛋白形成圆锥形胶质的壶腹帽(cupula),动纤毛和静纤毛插入壶腹帽基部。前庭神经中的传入纤维末梢分布于毛细胞的基部。壶腹嵴也是位觉感受器,感受身体或头部的旋转变速运动。由于3个半规管互相垂直排列,所以,不管身体或头部在哪个方向旋转,都会有半规管内淋巴流动使壶腹帽倾斜,从而刺激毛细胞产生兴奋,经前庭神经传入中枢。

　　(闫磊)

第九章　循环系统

循环系统(circulatory system)是连续而封闭的管道系统,包括心血管系统和淋巴管系统,前者由心脏、动脉、毛细血管和静脉组成,后者由毛细淋巴管、淋巴管和淋巴导管组成。

一、心　脏

心壁很厚,主要由心肌构成。心肌的节律性舒缩赋予血液流动的能量。

(一)心壁的结构

心壁从内向外分为心内膜、心肌膜和心外膜三层(图9-1)。

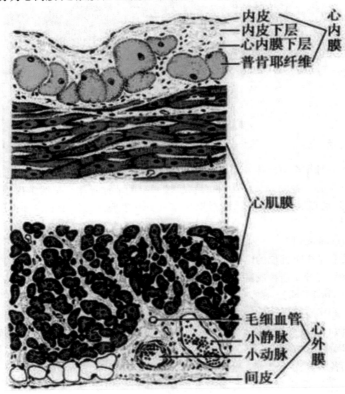

图9-1　心壁结构仿真图

1. 心内膜(endocardium)

由内皮和内皮下层组成。内皮为单层扁平上皮,与出入心脏的大血管内皮相连续,表面光滑,利于血液流动。内皮下层由结缔组织构成,可分内、外两层:内层薄,为细密结缔组织,含丰富弹性纤维和少量平滑肌纤维;外层靠近心肌膜,也称心内膜下层,为疏松结缔组织,含小血管和神经。

2. 心肌膜(myocardium)

主要由心肌纤维构成。心肌纤维集合成束,呈螺旋状排列,大致可分为内纵行、中环行和外斜行三层。心肌纤维之间、肌束之间有少量结缔组织和丰富的毛细血管;心室肌内还有心脏传导系统的终末分支心房肌纤维比心室肌纤维短而细。

3. 心外膜(epicardium)

即心包的脏层，为浆膜。其外表面为间皮，间皮下为疏松结缔组织，含血管、神经和神经节，并常有脂肪组织。心包的脏、壁两层之间为心包腔，内有少量浆液，可减少摩擦，利于心脏搏动。

4. 心瓣膜(cardiacvalve)

位于房室孔和动脉口处，是心内膜向腔内凸起形成的薄片状结构。心瓣膜表面为内皮，内部为致密结缔组织，基部含平滑肌纤维和弹性纤维(图9-3)。心瓣膜的功能是阻止心房和心室舒张时血液倒流。

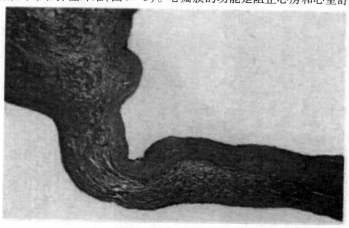

图9-3 房室瓣光镜图

(二)心脏传导系统

心壁内含特殊心肌纤维组成的传导系统，包括窦房结、房室结、房室束及其各级分支(图9-4)，其功能是发生冲动并传导到心脏各处，使心房肌和心室肌按一定的节律舒缩。窦房结位于上腔静脉与右心耳交界处的心外膜深部，是心脏的起搏点。房室结、房室束及其主要分支位于心内膜下层，而房室束的进一步分支则伸入心肌膜。

1. 起搏细胞(pacemakercell)

位于窦房结和房室结中央部位的结缔组织中，是心肌兴奋的起搏点。起搏细胞较普通心肌纤维小，染色浅，呈梭形或多边形，有分支连接成网，胞质内细胞器和肌原纤维较少，糖原较多。

2. 移行细胞(transitionalcell)

主要位于窦房结和房室结周边及房室束，起传导冲动的作用。移行细胞的结构介于起搏细胞和普通心肌纤维之间，比普通心肌纤维细而短，胞质内含肌原纤维较起搏细胞略多，肌浆网也较发达。

3. 普肯耶纤维(Purkinjefiber)

组成房室束及其各级分支，位于心室的心内膜下层和心肌膜。普肯耶纤维较普通心肌纤维短而粗，形状常不规则，染色浅，有1~2个细胞核，胞质中有丰富的线粒体和糖原，肌原纤维较少，细胞间有发达的闰盘。

二、动　脉

动脉包括大动脉、中动脉、小动脉和微动脉四种，管壁从内向外均可分为内膜、中膜和外膜三层。随着管腔逐渐变小，管壁各层也发生厚度、结构与组织成分的变化，其中以中膜变化最明显。

(一)大动脉

大动脉包括主动脉、肺动脉、无名动脉、颈总动脉、锁骨下动脉、髂总动脉等。大动脉管壁中含多层弹性膜和大量弹性纤维，故又称弹性动脉(图9-6)。

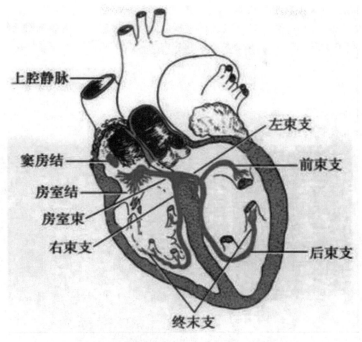

图9-4 心脏传导系统分布模式图

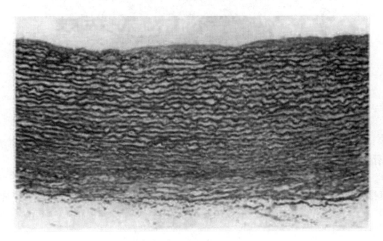

图9-6 大动脉光镜图
弹性染色示弹性膜

1. 内膜(tunicaintima)

由内皮和内皮下层构成。内皮下层为疏松结缔组织,含纵行胶原纤维和少量平滑肌纤维。电镜下,内皮细胞中可见一种长杆状的W-P小体,长约3 μm,直径0.1~0.3 μm,有膜包裹,内含6~26根直径约15nm的平行排列的细管,具有贮存vWF的作用。

2. 中膜(tunicamedia)

很厚,含40~70层弹性膜和大量弹性纤维。在大动脉横切面上,由于血管收缩,弹性膜呈波浪状。弹性膜由弹性蛋白构成,弹性膜上有许多窗孔,各层弹性膜由弹性纤维相连,弹性膜之间还有环行平滑肌纤维和胶原纤维。

3.外膜(tunicaadventitia)

较薄,由疏松结缔组织构成,细胞成分以成纤维细胞为主。外膜含小血管和神经,其分支伸入中膜。由于小血管为外膜和中膜提供营养,故又称营养血管。内膜一般无血管分布,其营养由大动脉管腔内血液渗透供给。

(二)中动脉

除大动脉外,凡在解剖学中有名称的动脉多为中动脉,管径一般大于 1 mm。中动脉管壁的平滑肌纤维相当丰富,故又名肌性动脉(图9-8)。

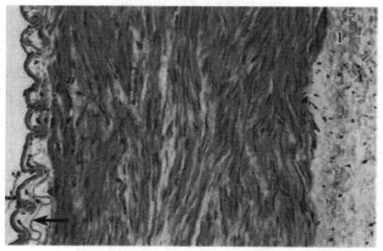

图9-8 中动脉(局部横切面)光镜图
←内弹性膜;1.外弹性膜

1.内膜
内皮下层较薄,在与中膜交界处有 1~2 层明显的内弹性膜。
2.中膜
较厚,由 10~40 层环行平滑肌纤维组成,平滑肌纤维间由缝隙连接联系,细胞间有少量弹性纤维和胶原纤维,均由平滑肌纤维产生。
3.外膜
厚度与中膜接近,由疏松结缔组织构成,除含营养血管外,还含较多神经纤维,它们伸入中膜平滑肌,调节血管的舒缩。

(三)小动脉

小动脉的管径一般介于 0.3~1 mm,结构与中动脉相似,但各层均变薄,一般内弹性膜明显,中膜含 3~9 层环行平滑肌纤维(图9-9),故也属肌性动脉。

(四)微动脉

微动脉的管径一般小于 0.3 mm。各层均薄,无内、外弹性膜,中膜含 1~2 层平滑肌纤维(图9-10)。

(五)动脉管壁结构与功能的关系

心脏的间歇性收缩导致大动脉内血液呈搏动性流动。心脏收缩时,血液瞬间快速射入大动脉致血管扩张,同时管壁积累了强大的能量;在心脏舒张期管壁反弹回缩,释放能量,使血液继续向前流动,从而保持了血流的平稳和连续。中动脉平滑肌纤维在神经支配下舒缩,可调节分配到身体各部的血流量。小动脉和微动脉平滑肌纤维舒缩,能显著调节局部组织的血流量和血压。

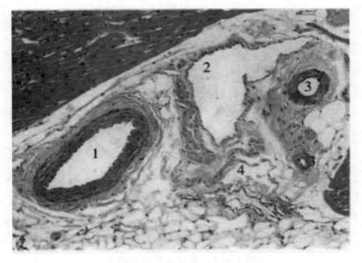

图9-9 小血管光镜图

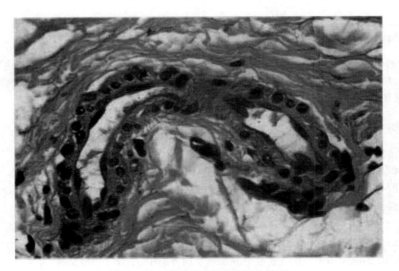

图9-10 微动脉(纵切面)光镜图

(六)动脉管壁的特殊感受器

动脉管壁内有一些特殊的感受器,如颈动脉体、主动脉体和颈动脉窦等。颈动脉体位于颈总动脉分支处管壁的外侧部分,是直径2~3 mm的扁平小体,主要由排列不规则的上皮细胞团索组成,细胞团索之间有丰富的血窦。

三、毛细血管

毛细血管为管径最细、分布最广的血管,它们分支并互相吻合成网(图9-13)。

毛细血管管壁很薄,是血液与周围组织进行物质交换的主要部位。各器官内毛细血管网的疏密程度差别很大。

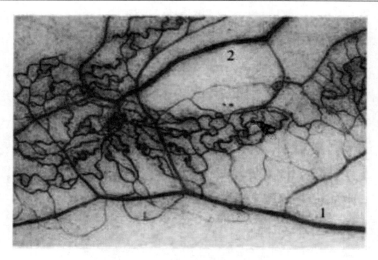

图 9 – 13　毛细血管网光镜图
肠系膜铺片:1. 微动脉;2. 微静脉

(一)毛细血管的结构

毛细血管的管径一般为 7~9 μm,可容许 1 个红细胞通过;管壁由一层内皮及其基膜构成,基膜只有基板。在内皮与基板之间散在分布着一种扁而有突起的周细胞。周细胞内含肌动蛋白、肌球蛋白等,具有收缩功能,可调节毛细血管血流。

(二)毛细血管的分类

根据电镜下内皮细胞的结构特征,毛细血管可分为三类:

1. 连续毛细血管(continuouscapillary)

内皮细胞间有紧密连接封闭了细胞间隙,基膜完整,胞质中有大量质膜小泡。质膜小泡直径 60~70 nm,在细胞游离面或基底面形成,然后转运到对侧,以胞吐方式释放内容物。

2. 有孔毛细血管(fenestratedcapillary)

内皮细胞的基膜完整,内皮细胞不含核的部分极薄,有许多贯穿胞质的内皮窗孔,直径为 60~80 nm,一般有厚 4~6 nm 的隔膜封闭。内皮窗孔有利于血管内外的中、小分子物质交换。

3. 血窦(sinusoid)

也称窦状毛细血管,管腔较大,直径可达 40 μm,形状不规则。内皮细胞间隙较大,有利于大分子物质甚至血细胞出入血管。

四、静　脉

静脉由细至粗逐级汇合,管壁也逐渐增厚。根据管径大小和管壁结构特点,静脉可分为微静脉、小静脉、中静脉和大静脉。

1. 微静脉(venule)

管径一般小于 200 μm,中膜可有散在的平滑肌纤维,外膜薄。通透性也较大,利于物质通透。

2. 小静脉(smallvein)

管径一般小于 1 mm,内皮外有一至数层较完整的平滑肌纤维,外膜逐渐变厚。

3. 中静脉(medium – sizedvein)

除大静脉外,凡有解剖学名称的静脉大都属于中静脉。中静脉管径一般小于 9mm,内膜薄,内皮下层含少量平滑肌纤维。

4. 大静脉(largevein)

包括颈外静脉、无名静脉、奇静脉、肺静脉、髂外静脉、门静脉和腔静脉等,管壁内膜较薄,内皮下层含少量平滑肌纤维,内膜与中膜分界不清,中膜很不发达,为几层排列疏松的环行平滑肌纤维。

5. 静脉瓣

管径 2 mm 以上的静脉常有瓣膜,称静脉瓣,由内膜凸入管腔折叠而成,表面覆以内皮,内部为含弹性纤维的结缔组织。静脉瓣的游离缘朝向血流方向,可防止血液逆流。

五、微　循　环

微循环指从微动脉到微静脉之间的血液循环,是血液循环的基本功能单位。不同组织中微循环血管的组成各有特点,但一般都由下述几部分组成。

1. 微动脉

微动脉管壁平滑肌纤维的收缩,起控制微循环血流量的总闸门作用。

2. 中间微动脉

微动脉的终末分支为中间微动脉,主要由内皮和一层不连续的平滑肌纤维构成。平滑肌纤维收缩调节毛细血管的血流量。

3. 真毛细血管

指中间微动脉分支形成的相互吻合的毛细血管网,即通称的毛细血管。在真毛细血管的起点,有少许环行平滑肌纤维组成的毛细血管前括约肌,是调节微循环血流量的分闸门。

4. 直捷通路

是中间微动脉与微静脉直接相通、距离最短的毛细血管,管径比真毛细血管略粗。

5. 动静脉吻合

是微动脉发出的、直接与微静脉相通的血管。此段血管的管壁较厚,管腔较小,有丰富的纵行平滑肌纤维和血管运动神经末梢。动静脉吻合收缩时,血液由微动脉流入真毛细血管;动静脉吻合舒张时,微动脉血液经此直接流入微静脉。

六、淋巴管系统

人体内除神经组织、软骨组织、骨组织、骨髓、表皮、眼球、内耳及牙等处没有淋巴管分布外,其余组织或器官大多有淋巴管,其功能主要是将组织液中的水、电解质和大分子物质等输送入血。

1. 毛细淋巴管

以盲端起始于组织内,比毛细血管的管腔大而不规则,管壁极薄,仅由一层内皮及不完整的基膜构成,无周细胞;内皮细胞被直径为 5 ~ 10 nm 的锚丝锚定在周围的结缔组织。

2. 淋巴管

包括粗细不等的几级分支,结构与中、小静脉相似,也具备三层膜结构,但淋巴管的管壁更薄,三层分界不清。管腔在瓣膜之间膨大,呈结节状或串珠状。

3. 淋巴导管

包括胸导管和右淋巴导管,结构与大静脉相似。中膜平滑肌纤维呈纵行和环形排列,外膜较薄,含营养血管和神经。

(闫磊)

第十章 皮　肤

皮肤是人体面积最大的器官,由表皮和真皮构成,以皮下组织与深层组织相连(图 10 - 1)。皮肤厚度随身体部位和个体的年龄而异,为 0.5 ~ 4 mm。皮肤有毛、皮脂腺、汗腺和指(趾)甲等,它们都是由表皮衍生的皮肤附属器。皮肤与外界直接接触,能阻挡异物和病原体侵入,防止体液丢失,具有重要的屏障保护作用。皮肤内有丰富的感觉神经末梢,能感受外界多种刺激。皮肤还有调节体温、排出代谢产物、参与合成维生素 D 等功能。

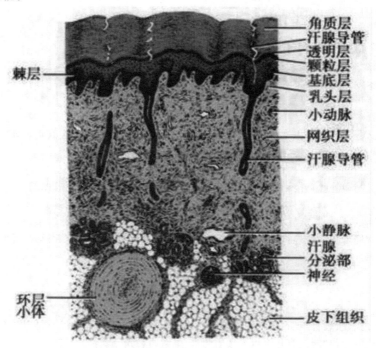

图 10 - 1　手掌皮肤仿真图

一、表　皮

表皮是皮肤的浅层,由角化的复层扁平上皮构成。根据表皮的厚度,皮肤可分为厚皮和薄皮。厚皮仅位于手掌和足底,其他部位均为薄皮。表皮细胞分为两大类,一类是角质形成细胞,占表皮细胞的 90% 以上;另一类是非角质形成细胞,散在于角质形成细胞之间,包括黑素细胞、梅克尔细胞和朗格汉斯细胞。

(一)表皮的分层和角化

手掌和足底的表皮结构,从基底到表面可分为基底层、棘层、颗粒层、透明层和角质层五层(图 10 - 1 ~ 图 10 - 3)。薄皮的表皮,颗粒层和透明层不明显,并且角质层较薄(图 10 - 4)。

1. 基底层(stratum basale)

附着于基膜上,由一层矮柱状基底细胞组成。细胞质内因富有游离核糖体而呈嗜碱性,有散在或成束的角蛋白丝。角蛋白丝直径 10 nm,属中间丝,因具有很强的张力,又称张力丝。基底细胞与相邻细胞间以桥粒相连,与基膜以半桥粒相连(图 10 - 5)。基底细胞是表皮的干细胞,不断分裂,增殖形成的部分子细胞脱离基膜后,进入棘层,分化为棘细胞并失去分裂能力。在皮肤创伤愈合中,基底细胞具有重要的再生修复作用。

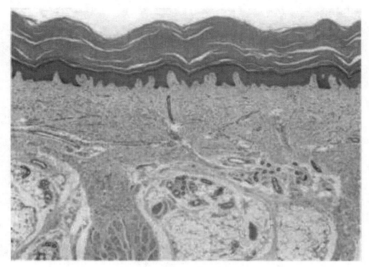

图 10 - 2　手掌皮肤光镜图

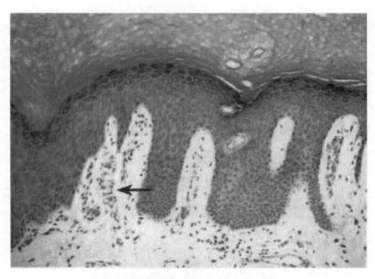

图 10 - 3　手指掌侧皮肤光镜图 ←触觉小体

2. 棘层(stratumspinosum)

由 4～10 层多边形、体积较大的棘细胞组成。细胞表面有许多短小棘状突起,相邻细胞的突起镶嵌,并以大量桥粒相连。细胞质呈弱嗜碱性,游离核糖体较多,具有旺盛的合成蛋白功能。合成的角蛋白丝,常呈束分布,从核周呈放射状延伸至桥粒内侧;合成的外皮蛋白沉积在细胞膜内侧,使细胞膜增厚。细胞质内还形成一种含糖脂的膜被颗粒,在电镜下呈明暗相间的板层状,故称板层颗粒,主要分布于细胞周边,并以胞吐方式将糖脂排放到细胞间隙,形成膜状物,可阻止外界物质,尤其是水透过表皮,还能防止组织液外渗。

3. 颗粒层(stratumgranulosum)

由 3～5 层梭形细胞组成。颗粒层细胞的核与细胞器已退化,细胞质内板层颗粒增多,还出现许多形状不规则、强嗜碱性的透明角质颗粒。电镜下,透明角质颗粒无膜包裹,呈致密均质状,角蛋白丝常埋入其中。颗粒内为富有组氨酸的蛋白质。

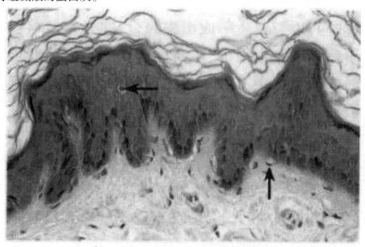

图 10 - 4　体皮光镜图
↑黑素细胞;←朗格汉斯细胞

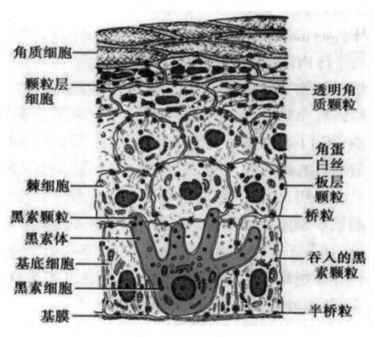

图 10 - 5　角质形成细胞和黑素细胞超微结构模式图

4. 透明层(stratumlucidum)

由 2～3 层扁平细胞组成。细胞界限不清,细胞核和细胞器由于溶酶体的作用均已消失。于 HE 染色切片上,此层呈强嗜酸性,折光度高。细胞的超微结构与角质层相似。

5. 角质层(stratumcorneum)

由多层扁平角质细胞组成。细胞已完全角化,变得干硬,光镜下呈嗜酸性均质状。电镜下,细胞内充满粗大的角蛋白丝束及均质状物质,后者主要为透明角质颗粒所含的富有组氨酸的蛋白质。细胞膜因内面有一层外皮蛋白而坚固。细胞间隙充满由糖脂构成的膜状物。角质层浅表细胞间的桥粒已消失,细胞连接松散,脱落后成为皮屑。

表皮由基底层到角质层的结构变化，反映了角质形成细胞增殖、迁移、逐渐分化为角质细胞、然后脱落的新陈代谢过程，与此伴随的是角蛋白及其他成分合成量与质的变化。干硬坚固的角质细胞赋予表皮对多种物理和化学性刺激有很强的耐受性。角质形成细胞不断脱落和更新，其周期为 3 ~ 4 周。

(二)非角质形成细胞

1. 黑素细胞(melanocyte)

是生成黑色素的细胞。细胞体多分散在基底细胞之间，其突起伸入基底细胞和棘细胞之间。在 HE 染色切片上细胞体呈圆形，细胞核深染而细胞质透明，突起不易辨认。电镜下，黑素细胞与角质形成细胞之间无桥粒连接，细胞质内有特征性小泡状黑素体，由高尔基复合体形成，内含酪氨酸酶，能将酪氨酸转化为黑色素。当黑素体内出现黑色素后，改称黑素颗粒，于光镜下呈黄褐色。黑素颗粒迁移、聚集于细胞突起末端，然后突起末端脱落，形成泡状结构，再与角质形成细胞融合，这样黑素颗粒便转移至后者，定位于细胞核周围。故黑素颗粒于黑素细胞中很少，在角质形成细胞中反而较多(图 10 - 4)。黑色素能吸收紫外线，防止对角质形成细胞核中 DNA 的辐射损伤。紫外线可刺激酪氨酸酶活性，促进黑色素合成和黑素颗粒快速释放。

显然，表皮中的黑素细胞有别于眼球血管膜中的黑素细胞，后者内含大量黑素颗粒。机体的黑素细胞均由胚胎时期的神经嵴细胞增殖分化而来，除极少量进入眼球血管膜外，其余迁入表皮和毛球。但可有少量黑素细胞滞留在真皮或真皮与表皮交界处，并在该部位增殖为团状，称色素痣或黑痣，几乎所有人都有。在少数人，滞留在真皮里的黑素细胞较多，范围较大，形成的青斑称胎记。

人种间的黑素细胞数量无明显差别，肤色深浅主要取决于黑素细胞合成黑素颗粒的能力及分布。黑种人的黑素颗粒多而大，分布于表皮全层；白种人的黑素颗粒少而小，主要分布基底层；黄种人间介于两者之间。此外，肤色也与表皮厚度、血液的供应量有关。

2. 朗格汉斯细胞(Langerhanscell)

散在于棘层浅部，在 HE 染色切片上呈圆形，细胞核深染，细胞质清亮；用 ATP 酶组织化学染色可显示该细胞的树枝状突起(图 10 - 6)。电镜下，可见细胞质内有特征性伯贝克颗粒，呈杆状或网球拍形，中等电子密度，其一端或中间部可见一个圆形透明膨大(图 10 - 7)。伯贝克颗粒参与处理抗原。朗格汉斯细胞能捕获皮肤中的抗原物质，处理后形成抗原肽 - MHC 分子复合物分布于细胞表面，然后细胞游走出表皮，进入毛细淋巴管，随淋巴流迁至淋巴结，将抗原呈递给 T 细胞，引发免疫应答。因此，朗格汉斯细胞是一种抗原呈递细胞，在多种炎症情况下数量增多，如接触性皮炎等。所以，此细胞在对抗侵入皮肤的病原微生物、监视癌变细胞中起重要作用。

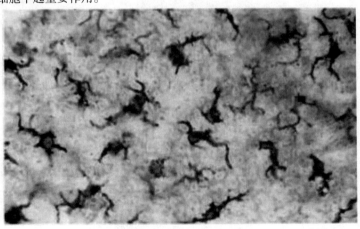

图 10 - 6 皮肤朗格汉斯细胞光镜图
ATP 酶组织化学染色

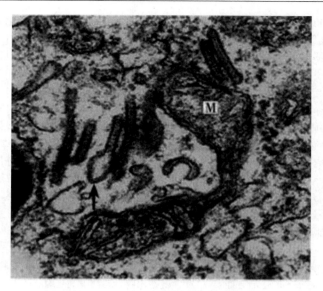

图10 –7　朗格汉斯细胞胞质电镜图
↑伯贝克颗粒;M 线粒体

3. 梅克尔细胞(Merkelcell)

位于基底层,在 HE 染色标本上不易辨别。电镜下,细胞呈扁圆形,有短指状突起伸入角质形成细胞之间,并以桥粒与之相连,其基底部细胞质内含许多高电子密度的分泌颗粒,可能为神经递质。基底面与感觉神经末梢形成突触(图10 –8)。梅克尔细胞数量很少,但于指尖、口腔和生殖道黏膜上皮中较多,为感受触觉和机械刺激的感觉上皮细胞。

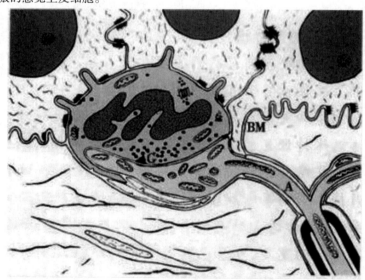

图10 –8　梅克尔细胞超微结构模式图
1. 轴突;G. 分泌颗粒;BM. 基膜

二、真　皮

真皮位于表皮下方的致密结缔组织,分为乳头层和网织层,二者间无明确界限(图10-1,图11-2)。身体各部真皮的厚度不等,一般为1～2 mm。

1. 乳头层

是紧靠表皮薄层较致密的结缔组织,向表皮突出形成乳头状,故称真皮乳头,此种结构使表皮与真皮的连接面扩大,连接更加牢固。由于内含丰富的毛细血管,有利于表皮从真皮组织液中获得营养。手指掌侧的真皮乳头内含较多触觉小体。

2. 网织层

为乳头层下方较厚的致密结缔组织,内有粗大的胶原纤维束交织成网,并有许多弹性纤维,赋予皮肤较大的韧性和弹性。此层内还有较多血管、淋巴管和神经,深部常见环层小体。

皮肤表面并非平坦,而是有嵴、沟相间形成的皮纹(图10-2)。在一条嵴内,一般有两列真皮乳头,在沟底有汗腺的开口。在手掌和足底,由于表皮很厚,皮纹格外明显,这有助于增加手足与接触物的摩擦力。在指(趾)末端,皮纹受到指(趾)甲的阻断,形成回旋,便呈现箕、斗、弓等形状,在手指者称指纹。每个人的指纹均不相同,即使单卵孪生的二人也是如此,这是因为在胚胎发育时期,受局部微环境的影响,相同基因的表达出现了些微差异。因此指纹成为辨别个体的一种标志。

在真皮下方为皮下组织,即解剖学所称的浅筋膜,由疏松结缔组织和脂肪组织构成,将皮肤与深部组织相连,并使皮肤具有一定的活动性。皮下组织还具有缓冲、保温、能量贮存等作用。其中的脂肪组织在不同个体、性别、年龄和同一个体的不同部位,有较大的量的差别。

皮肤的临床应用

做青霉素过敏试验时,药物被注射到真皮浅层,称为皮内注射。这里有许多肥大细胞,如果它们已对青霉素处于致敏状态,那么很快便会脱颗粒,在局部形成类似荨麻疹的红肿块。由于这个部位神经末梢丰富,皮内注射比较疼痛。而皮下注射和肌内注射虽然也要经过皮肤,但只要操作得好,患者可以毫无感觉。

在皮肤表面用药的方法非常古老。起初是将各种加工后的草药敷在患部,后来在此基础上发展出了粘贴的膏药,它们主要用来治疗跌打损伤一类的外科病。20世纪70年代,人们重新关注在皮肤表面用药,其主要优越性在于药物可以缓慢持续地进入体内,从而在体内保持恒定的浓度,这是口服和注射都难以达到的。在表皮中,虽然干硬的角质细胞形成了拒绝外界物质的铜墙铁壁,但细胞间的脂质却为脂溶性药物开了一扇旁门;并且,可用月桂氮酮等增加脂质的流动性,以促进药物的渗透。1981年,第一种药物透皮吸收给药系统、简称透皮贴剂问世,内含的是治疗晕动病的东莨菪碱。此后这种新型制剂便成为药剂行业的宠儿,至今已有十余种内科药以此面目走入市场,如预防心绞痛的硝酸甘油,降血压的可乐定,治疗妇女更年期综合征和骨质疏松症的雌二醇,戒烟的烟碱,止痛的芬太尼,它们一般是贴在表皮菲薄的耳后或胸部。近年,为了让大分子或水溶性药物和疫苗能穿过皮肤,人们尝试在贴剂中装入微电池,电流可扩大细胞间隙并推动电离的分子穿过,或者在贴剂中装入中空的微型针以穿刺到真皮的上缘,深度足已将药物送到毛细血管,但不会触及神经末梢而引起疼痛。

三、皮肤的附属器

1. 毛

人体皮肤除手掌、足底等处外,均有毛分布(图10-9～图10-11)。尽管不同部位的毛的粗细、长短和颜色有差别,但基本结构相同。毛分为毛干、毛根和毛球三部分。露在皮肤表面的为毛干,埋在皮肤内的为毛根;毛干和毛根由排列规则的角化上皮细胞组成,细胞内充满角蛋白并含有数量不等的黑素颗粒。包在毛根外面的毛囊分为两层,内层为上皮性鞘,与表皮相连续,包裹毛根,其结构也与表皮相似;外层为结缔组织性鞘,与真皮相连续,由薄层致密结缔组织构成。毛根和毛囊上皮性鞘的下端合为一体,膨大为毛球。毛球的上皮细胞称毛母质细胞,为干细胞,它们不断增殖,部分子细胞分化形成毛根和上皮性鞘的细胞,并向上迁移。毛球基部的黑素细胞可将黑素颗粒转送到上皮细胞中。毛球底面有结缔组织突入其中形成毛乳头,内含丰富的毛细血管和神经末梢。毛球是毛和毛囊的生长点,毛乳头对毛的生长起诱导和营养作用。毛和毛囊斜长在皮肤内,在毛根与皮肤表面呈钝角的一侧有一束平滑肌,连接毛囊和真皮,称立毛肌。立毛肌受交感神经支配,遇冷或感情冲动时收缩,使毛发竖立,产生"鸡皮疙瘩"现象。

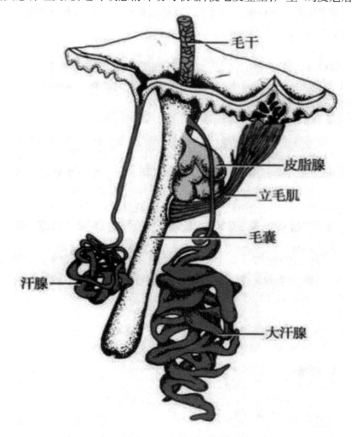

图 10 - 9　皮肤附属器模式图

不同个体的毛发颜色有很大差异。黑色和棕黑色毛的黑素颗粒富含黑色素;金黄色和红色毛的黑素颗粒含褐黑色素,这是一种黄色或红色的色素;灰色和白色毛的黑素颗粒及其内含色素均少。

毛有一定的生长周期,头发的生长周期通常为 3~5 年,其他部位毛的生长周期只有数月。生长中的毛,其毛球膨大,毛乳头血流丰富,毛母质细胞增殖旺盛。转入静止期的毛球和毛乳头变小萎缩,毛母质细胞停止增殖,毛根与毛球、毛囊连接不牢。在旧毛脱落之前,于毛囊基部形成新的毛球和毛乳头,形成新毛,将旧毛推出。

2. 皮脂腺

除手掌、足底和足侧部外,其余部位皮肤均有皮脂腺。在有毛皮,它们位于毛囊与立毛肌之间,在无毛皮,则位于真皮浅层。皮脂腺为泡状腺(图 10 - 11)。分泌部由一个或几个腺泡构成,其周边部是一层较小的干细胞,它们不断增殖,部分子细胞中形成脂滴,并向腺泡中心移动。腺泡中心的细胞较大,呈多边形,核固缩,胞质内充满脂滴。在近导管处,腺细胞解体,排出分泌物即皮脂,此种分泌方式为全浆分泌。皮脂经粗而短的导管排入毛囊上部或直接排到皮肤表面。皮脂能润泽皮肤和毛发。性激素可促进皮脂生成,故在青春期皮脂腺分泌活跃。过度分泌容易导致排出不畅,引起炎症,形成痤疮。

3. 汗腺

又称外泌汗腺,遍布于全身皮肤内,于手掌和足底尤多。汗腺为单曲管状腺,分泌部盘曲成团,位于真皮深层和皮下组织中。腺上皮由 1~2 层淡染的锥形和立方形细胞构成,外方有肌上皮细胞,其收缩有助排出分泌物。导管由两层较小的立方形细胞围成,胞质弱嗜碱性(图 10 - 12)。导管直行穿过真皮,然后与表皮相连续,管腔在表皮内呈螺旋状走行,开口于皮肤表面的汗孔(图10-1)。腺细胞以胞吐方式进行分泌,产生的汗液中除大量水分外,还有钠、钾、氯、乳酸盐和尿素等。汗腺分泌是机体散热的主要方式,有调节体温、湿润皮肤、排泄机体代谢产物和离子等作用。

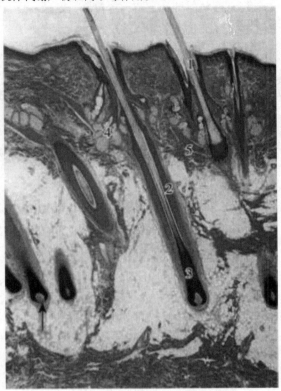

图10-10　头皮光镜图

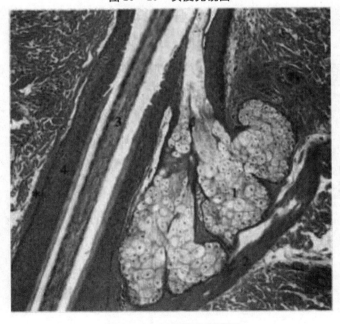

图10-11　皮脂腺光镜图

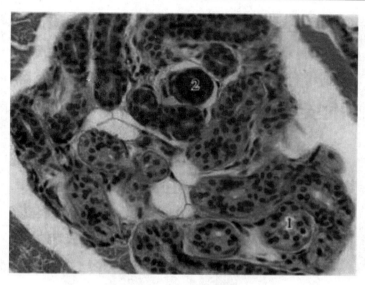

图 10 – 12　汗腺光镜图
1—分泌部;2—导管

　　此外,于腋窝、乳晕、会阴部等处还有大汗腺,以顶浆分泌方式分泌汗液,故称顶泌汗腺。其分泌部较大,盘曲成团,腺细胞胞质呈嗜酸性,分泌时顶部胞质连同分泌颗粒一起脱落进入腺腔;导管开口于毛囊上端(图 10 –9)。顶泌汗腺的分泌物为黏稠乳状液,含蛋白质和脂类等。由于不同个体的分泌物所含蛋白质和脂类的成分有所差异,导致形成不同的体味。如分泌过盛并且分泌物被细菌分解,则产生腋臭。顶泌汗腺分泌受性激素影响,青春期分泌较旺盛。

　　4.指(趾)甲

　　由甲体及其周围和下方的几部分组织组成。甲体由多层连接牢固的角质细胞构成;甲体的近端埋在皮肤内,称甲根;甲体下面的复层扁平上皮和真皮为甲床;甲体周缘的皮肤为甲襞;甲体与甲襞之间的沟为甲沟。甲根附着处的甲床上皮为甲母质,该部位细胞增殖活跃,是甲体的生长区(图 10 –13)。

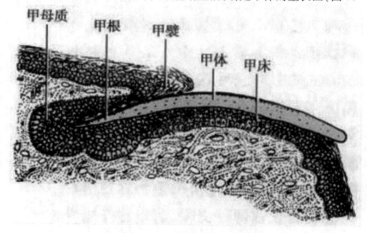

图 10 – 13　指甲纵切面模式图

（蔡克瑞）

第十一章　免疫系统

免疫系统由淋巴器官、淋巴组织和免疫细胞构成。淋巴器官包括中枢淋巴器官和外周淋巴器官。淋巴组织是构成淋巴结、脾和扁桃体等淋巴器官的主要成分。免疫细胞包括淋巴细胞、抗原呈递细胞、浆细胞、粒细胞和肥大细胞等，它们或聚集于淋巴组织中，或散在于血液、淋巴及其他组织内。免疫细胞包括淋巴细胞、抗原呈递细胞、浆细胞、粒细胞和肥大细胞等，它们或聚集于淋巴组织中，或散在于血液、淋巴及其他组织内。以上成分虽分散于全身各处，但可通过血液循环和淋巴循环相互联系和流通，形成一个统一的整体。

免疫系统的功能主要有三方面：免疫防御、免疫监视、免疫稳定。

免疫系统这种外察诸异、内审诸己的分子基础是：

①体内所有细胞表面都有主要组织相容性复合分子，简称 MHC 分子。

②T 细胞和 B 细胞表面有特异性的抗原受体，虽然其种类可超过百万种，但每个细胞表面只有一种抗原受体。

一、主要的免疫细胞

(一)淋巴细胞

根据淋巴细胞的发生来源、形态特点和免疫功能等方面的不同，可分为 T 细胞、B 细胞和 NK 细胞三类。

1. T 细胞

胸腺发育成熟的 T 细胞转移到外周淋巴器官或淋巴组织，在没有接触特异性抗原分子前，保持相对静息状态，称初始 T 细胞。一旦接触了抗原呈递细胞呈递的与其抗原受体相匹配的抗原肽，它们便转化为代谢活跃、直径为 15～20 μm 的大淋巴细胞，并增殖分化。其成熟的子细胞体积较小，大部分分化为效应 T 细胞，小部分形成记忆性 T 细胞。

T 细胞分为三个亚群

(1)辅助性 T 细胞(helper T cell)，简称 Th 细胞，一般表达 CD4 膜分子。能分泌多种细胞因子。

(2)细胞毒性 T 细胞(cytotoxic T cell)，简称 Tc 细胞，一般表达 CD8 膜分子。它们能直接攻击进入体内的异体细胞、带有变异抗原的肿瘤细胞和病毒感染细胞等。

(3)调节性 T 细胞(regulatory T cell)，简称 Tr 细胞，数量较少，一般表达 CD4、CD25 膜分子，细胞核表达 Foxp3 分子，多具有对机体免疫应答的负调节功能。

由于效应 T 细胞可直接杀灭靶细胞，故 T 细胞参与的免疫称细胞免疫。

2. B 细胞

在骨髓成熟的初始 B 细胞离开骨髓，迁移到外周淋巴器官和淋巴组织，如遇到与其抗原受体匹配的抗原，在抗原呈递细胞和 Th 细胞的协助下，可转化为大淋巴细胞并增殖分化，其大部分子细胞成为效应 B 细胞，即浆细胞，分泌抗体。小部分子细胞成为记忆性 B 细胞，其作用和记忆性 T 细胞相同。

3. NK 细胞

成熟的 NK 细胞不表达 T 细胞和 B 细胞的膜分子和受体，不需要抗原呈递细胞的中介即可活化，能直接杀伤肿瘤细胞和某些病毒感染细胞。

(二)巨噬细胞及单核吞噬细胞系统

巨噬细胞是由血液单核细胞穿出血管进入结缔组织后分化形成的，广泛分布于机体。现在认为，单核吞噬细胞系统包括单核细胞和由其分化而来的具有吞噬功能的细胞，包括结缔组织和淋巴组织的巨噬细胞、骨组织的破骨细胞、神经组织的小胶质细胞、肝巨噬细胞和肺巨噬细胞等,它们除具有吞噬能力强的共性之外,还各具特点。

(三)抗原呈递细胞

抗原呈递细胞是指能捕获和处理抗原,形成抗原肽 – MHC 分子复合物,并将抗原呈递给 T 细胞,激发后者活化、增殖的一类免疫细胞。专司抗原呈递功能的细胞主要有树突状细胞、巨噬细胞和 B 淋巴细胞。

二、淋 巴 组 织

淋巴组织以网状组织为支架,网孔内充满大量淋巴细胞及其他免疫细胞,是免疫应答的场所。一般将淋巴组织分为弥散淋巴组织和淋巴小结两种。

1. 弥散淋巴组织(diffuselymphoid tissue)

无明确的界限,组织中除有一般的毛细血管和毛细淋巴管外,还常见毛细血管后微静脉,因其内皮细胞为柱状,又称高内皮微静脉,是淋巴细胞从血液进入淋巴组织的重要通道。

2. 淋巴小结(lymphoidnodule)

又称淋巴滤泡,为直径 1 ~ 2 mm 的球形小体,有较明确的界限,含大量 B 细胞和一定量的 Th 细胞、滤泡树突状细胞、巨噬细胞等。无生发中心的淋巴小结较小,称初级淋巴小结,在 HE 染色的标本中难以辨认;有生发中心的称次级淋巴小结。

生发中心可分为深部的暗区和浅部的明区。暗区较小,主要由 B 细胞和 Th 细胞组成,由于细胞较大,嗜碱性较强,故暗区着色深;明区较大,除 B 细胞和 Th 细胞外,还多见滤泡树突状细胞和巨噬细胞。生发中心的周边有一层密集的小淋巴细胞,着色较深、形似新月,尤以顶部最厚,称为小结帽(图 11 – 2,图 11 – 3)。

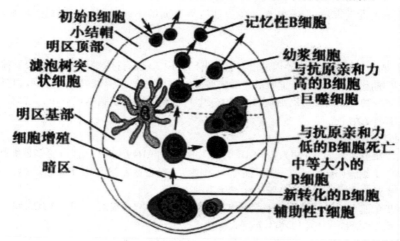

图 11 – 2　淋巴小结的细胞组成及相互关系示意图

生发中心的形成过程如下:初始 B 细胞或记忆性 B 细胞识别抗原并与 Th 细胞相互作用后,迁移到初级淋巴小结并分裂增殖,成为大而幼稚的生发中心母细胞;它们紧密聚集,构成暗区。

次级淋巴小结的发育一般在接触抗原后 2 周达高峰。在抗原刺激下,淋巴小结增大增多是体液免疫应答的重要标志,抗原被清除后淋巴小结又渐消失。

三、淋 巴 器 官

淋巴器官分为中枢淋巴器官和外周淋巴器官。中枢淋巴器官包括胸腺和骨髓,淋巴性造血干细胞在其特殊的微环境影响下,经历不同的分化发育途径,在胸腺形成初始 T 细胞,在骨髓形成初始 B 细胞。人

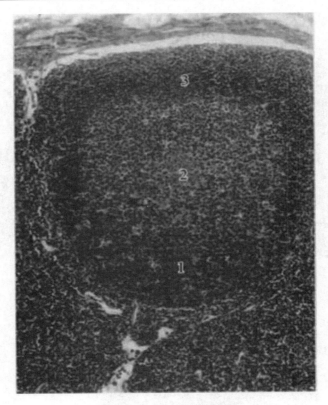

图 11－3　淋巴小结光镜图

1—暗区;2—明区;3—小结帽

在出生前数周,这两类细胞即源源不断地输送到外周淋巴器官和淋巴组织。

外周淋巴器官包括淋巴结、脾、扁桃体等,在胚胎时期,外周淋巴器官即已开始生长,但发育较中枢淋巴器官晚,出生数月后才逐渐发育完善。

在中枢淋巴器官发育成熟的初始淋巴细胞随血液或淋巴迁移到外周淋巴器官,在那里遭遇抗原或接受抗原呈递,然后在此增殖分化为效应细胞,发生免疫应答。

(一)胸腺

1. 胸腺的结构

胸腺分左右两叶,表面有薄层结缔组织被膜。被膜结缔组织成片状伸入胸腺内部形成小叶间隔,将实质分隔成许多不完全分离的胸腺小叶。每个小叶都有皮质和髓质两部分,所有小叶的髓质都相互连续。皮质内胸腺细胞密集,故着色较深;髓质含较多上皮细胞,故着色较浅(图11－4)。

胸腺于幼儿期较大,进入青春期后,逐渐退化缩小,到老年时期,胸腺实质大部被脂肪组织代替,仅存少量皮质和髓质。

(1)皮质(cortex)

以胸腺上皮细胞为支架,间隙内含有大量胸腺细胞和少量其他基质细胞(图11－5)。

胸腺上皮细胞:又称上皮性网状细胞。皮质的上皮细胞分布于被膜下和胸腺细胞之间,多呈星形,有突起,相邻上皮细胞的突起间以桥粒连接成网。

(2)髓质(medulla)

内含较多胸腺上皮细胞、少量初始 T 细胞和巨噬细胞等。髓质上皮细胞呈多边形,胞体较大,细胞间以桥粒相连,也能分泌胸腺激素,部分胸腺上皮细胞构成胸腺小体。

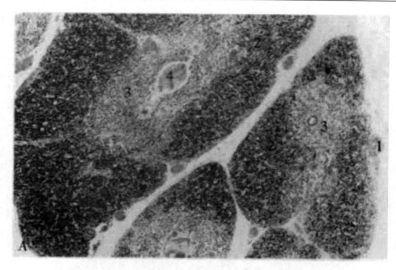

图 11 - 4　胸腺光镜图
A. 低倍;B. 高倍
1—被膜;2—皮质;3—髓质;4—胸腺小体

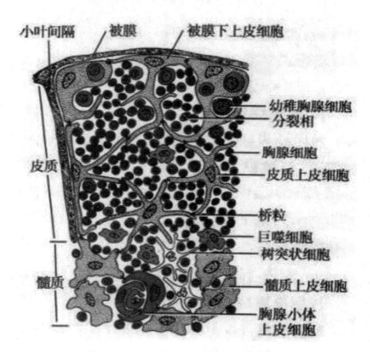

图 11 - 5　胸腺内的细胞分布模式图

(3)胸腺的血液供应及血 - 胸腺屏障

小动脉穿越胸腺被膜,沿小叶间隔至皮质与髓质交界处形成微动脉,然后发出分支进入皮质和髓质。在皮质内均为毛细血管,它们在皮髓质交界处汇合为毛细血管后微静脉。

血 - 胸腺屏障:实验证明,血液内的大分子物质如抗体、细胞色素 C、铁蛋白、辣根过氧化物酶等均不能进入胸腺皮质,说明皮质的毛细血管及其周围结构具有屏障作用,称血 - 胸腺屏障。

2.胸腺的功能

胸腺是形成初始 T 细胞的场所,实验证明,若切除新生小鼠的胸腺,该动物即缺乏 T 细胞,不能排斥异体移植物,周围淋巴器官及淋巴组织中无次级淋巴小结出现,机体产生抗体的能力也明显下降。

(二)淋巴结

1.淋巴结的结构

人有 500～600 个淋巴结,其大小和结构与机体的免疫功能状态密切相关。淋巴结表面有薄层致密结缔组织构成的被膜,数条输入淋巴管穿越被膜、与被膜下淋巴窦相通连。淋巴结的一侧凹陷,为门部,有血管和输出淋巴管。被膜和门部的结缔组织伸入淋巴结实质,形成相互连接的小梁,构成淋巴结的粗支架,血管走行于其内。在小梁之间为淋巴组织和淋巴窦。淋巴结实质分为皮质和髓质两部分,二者无截然界限。

(1)皮质

位于被膜下方,由浅层皮质、副皮质区及皮质淋巴窦构成。

浅层皮质:含淋巴小结及小结之间的弥散淋巴组织,为 B 细胞区。

副皮质区:位于皮质深层,为较大片的弥散淋巴组织,其淋巴细胞主要为 T 细胞。副皮质区还有交错突细胞、巨噬细胞和少量 B 细胞等。副皮质区有许多高内皮微静脉,是淋巴细胞再循环途径的重要部位。高内皮微静脉的内皮细胞胞质丰富,其中常见正在穿越的淋巴细胞,其核也较一般内皮细胞的大,异染色质少,染色浅,核仁明显。

皮质淋巴窦:包括被膜下方和小梁周围的淋巴窦,分别称被膜下窦和小梁周窦,二者是相通连的。被膜下窦为一宽敞的扁囊,包绕整个淋巴结实质,其被膜侧有数条输入淋巴管通入。小梁周窦末端常为盲端,仅部分与髓质淋巴窦直接相通。

(2)髓质

由髓索和其间的髓窦组成。髓索是相互连接的索条状淋巴组织,也可见毛细血管后微静脉。主要含浆细胞、B 细胞和巨噬细胞。其中浆细胞主要由皮质淋巴小结产生的幼浆细胞在此转变形成,能分泌抗体。髓窦与皮质淋巴窦的结构相同,但较宽大,腔内的巨噬细胞较多,故有较强的滤过功能。

(3)淋巴结内的淋巴通路

淋巴从输入淋巴管进入被膜下窦和小梁周窦,部分渗入皮质淋巴组织,然后渗入髓窦,部分经小梁周窦直接流入髓窦,继而汇入输出淋巴管。淋巴流经一个淋巴结需数小时,含抗原越多则流速越慢。

2.淋巴结的功能

(1)滤过淋巴

进入淋巴结的淋巴常带有细菌、病毒、毒素等抗原物质,在缓慢地流经淋巴结时,它们可被巨噬细胞清除。正常淋巴结对细菌的清除率可达 99.5%。

(2)免疫应答

抗原进入淋巴结后,巨噬细胞和交错突细胞可捕获和处理抗原,并呈递给具有相应抗原受体的初始 T 细胞或记忆性 T 细胞,后者于副皮质区增殖,副皮质区明显扩大,效应 T 细胞输出增多,引发细胞免疫。B 细胞在接触抗原后,在 Th 细胞的辅助下于浅层皮质增殖分化,该部位淋巴小结增多增大,髓索中浆细胞增多,输出淋巴管内含的抗体量明显上升。

(三)脾

脾是胚胎时期的造血器官,自骨髓开始造血后,脾演变成人体最大的淋巴器官。

1.脾的结构

在新鲜的脾切面,可见大部分组织为深红色,称红髓;其间有散在分布的灰白色点状区域,称白髓,二者构成了脾的实质。脾富含血管,脾内淋巴组织形成的各种微细结构沿血管有规律地分布(图11－12)。

(1)被膜与小梁

脾的被膜较厚,由富含弹性纤维及平滑肌纤维的致密结缔组织构成,表面覆有间皮。被膜和脾门的结缔组织伸入脾内形成小梁,构成脾的粗支架。结缔组织内的平滑肌纤维收缩可调节脾的含血量。脾动脉从脾门进入后,分支随小梁走行,称小梁动脉。

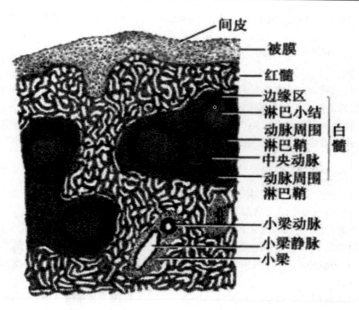

图 11 - 12　脾仿真图

（2）白髓

由动脉周围淋巴鞘、淋巴小结和边缘区构成，相当于淋巴结的皮质。

小梁动脉的分支离开小梁，称中央动脉。中央动脉周围有厚层弥散淋巴组织，由大量 T 细胞和少量巨噬细胞与交错突细胞等构成，称动脉周围淋巴鞘，相当于淋巴结的副皮质区，但无毛细血管后微静脉。当发生细胞免疫应答时，动脉周围淋巴鞘内的 T 细胞分裂增殖，鞘增厚。中央动脉旁有一条伴行的小淋巴管，它是鞘内 T 细胞经淋巴迁移出脾的重要通道。

（3）红髓

分布于被膜下、小梁周围及白髓边缘区外侧的广大区域，由脾索和脾血窦组成。

脾索：由富含血细胞的淋巴组织构成，呈不规则的索条状，并互连成网，而网孔即为脾血窦。脾索含较多 B 细胞、浆细胞、巨噬细胞和树突状细胞。中央动脉主干穿出白髓进入脾索后，分支成形似笔毛的笔毛微动脉，除少数直接注入脾血窦外，多数末端扩大成喇叭状，开口于脾索。

脾血窦：脾血窦宽 12 ~ 40 μm，形态不规则，也互连成网。纵切面上，血窦壁如同多孔隙的栅栏，由一层纵向平行排列的长杆状内皮细胞围成，内皮外有不完整的基膜及环行网状纤维；横切面上，可见内皮细胞沿血窦壁排列，核突入管腔，细胞间有 0.2 ~ 0.5 μm 宽的间隙。脾索内的血细胞可变形，穿越内皮细胞间隙进入血窦。血窦外侧有较多巨噬细胞，其突起可通过内皮间隙伸向窦腔。脾血窦汇入小梁静脉，再于脾门汇合为脾静脉出脾。

2. 脾的功能

（1）滤血

脾脏是清除进入血液中的抗原的主要器官，也是清除衰老红细胞的主要器官。进入脾索的血细胞，大部分可经变形，穿过血窦内皮细胞间隙，回到血液循环。

（2）免疫应答

脾是对血源性抗原物质产生免疫应答的部位。进入血液的病原体，如细菌、疟原虫和血吸虫等，可引起脾内发生免疫应答，脾淋巴小结增多增大，脾索内浆细胞增多；动脉周围淋巴鞘显著增厚，脾脏的体积增大。

（3）造血

胚胎早期的脾有造血功能，成年后，脾内仍有少量造血干细胞，当机体严重缺血或某些病理状态下，脾可以恢复造血功能。

（四）扁桃体

扁桃体包括腭扁桃体、咽扁桃体和舌扁桃体，它们与咽黏膜内分散的淋巴组织共同组成咽淋巴环，构成机体的重要防线。

腭扁桃体呈扁卵圆形，黏膜表面覆盖复层扁平上皮。上皮向下陷入形成数十个隐窝，隐窝周围的固有层有大量淋巴小结及弥散淋巴组织，隐窝上皮内含有淋巴细胞、浆细胞、巨噬细胞、朗格汉斯细胞等。在上皮细胞之间，有许多间隙和通道，它们相互通连并开口于隐窝上皮表面的小凹陷，淋巴细胞就充塞于这些通道内。这样的上皮称淋巴上皮组织。

（五）黏膜免疫系统

黏膜免疫系统由黏膜局部的黏膜相关淋巴组织及免疫细胞组成，主要分布于胃肠道、呼吸道和泌尿生殖道等黏膜部位，针对经黏膜表面进入的微生物产生应答，抵抗微生物对机体的侵袭。

（蔡克瑞）

第十二章 内分泌系统

内分泌系统是机体的调节系统,与神经系统相辅相成,共同维持内环境的稳定,调节机体的生长发育和物质代谢,控制生殖,影响免疫功能和行为。内分泌系统由内分泌腺和分布于其他器官内的内分泌细胞组成。内分泌腺的结构特点是,腺细胞排列成索状、团状或围成滤泡状,没有输送分泌物的导管,毛细血管丰富。

一、甲 状 腺

甲状腺分左右两叶,中间以峡部相连。表面包有薄层结缔组织被膜。腺实质由大量甲状腺滤泡和滤泡旁细胞组成,滤泡间有少量结缔组织和丰富的有孔毛细血管(图 12 – 1,图 12 – 2)。

(一)甲状腺滤泡

甲状腺滤泡大小不等,直径 0.02 ~ 0.9 mm,呈圆形或不规则形。滤泡由单层立方的滤泡上皮细胞围成,滤泡腔内充满透明的胶质。滤泡可因功能状态不同而有大小、形态差异。

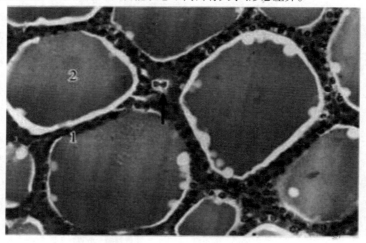

图 12 – 1 甲状腺光镜图
1—滤泡上皮;2—胶质
↑滤泡旁细胞

电镜下,滤泡上皮细胞胞质内有较丰富的粗面内质网和较多的线粒体,溶酶体散在于胞质内,高尔基复合体位于核上区。顶部胞质内有电子密度中等、体积很小的分泌颗粒,还有从滤泡腔摄入的低电子密度的胶质小泡。滤泡上皮基底面有完整的基膜(图 12 – 3)。

滤泡上皮细胞合成和分泌甲状腺素。甲状腺素能促进机体的新陈代谢,提高神经兴奋性,促进生长发育。甲状腺素对婴幼儿的骨骼发育和中枢神经系统发育有显著影响。小儿甲状腺功能低下,不仅身材矮小,而且脑发育障碍,导致呆小症。

(二)滤泡旁细胞

滤泡旁细胞位于甲状腺滤泡之间和滤泡上皮细胞之间。细胞稍大,在 HE 染色切片中胞质着色较淡,于镀银染色切片可见其胞质内有黑色的嗜银颗粒。电镜下,位于滤泡上皮中的滤泡旁细胞顶部被相邻的滤泡上皮细胞覆盖。

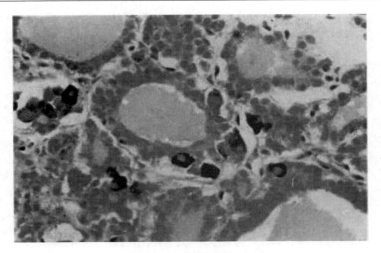

图 12 - 2　甲状腺光镜图
镀银染色示滤泡旁细胞

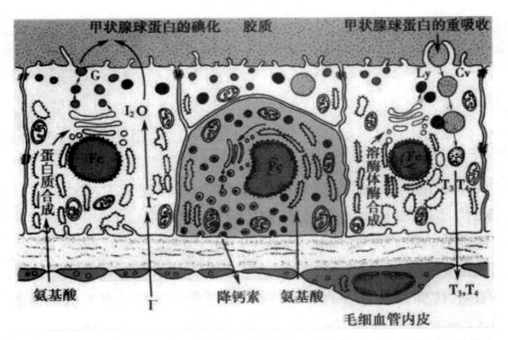

图 12 - 3　甲状腺滤泡上皮细胞(Fc)和滤泡旁细胞(Pc)超微结构及激素合成与分泌模式图
G. 分泌颗粒;Cv. 胶质小泡;Ly. 溶酶体

二、甲 状 旁 腺

甲状旁腺有上下两对,呈扁椭圆形,位于甲状腺左右叶的背面。其内腺细胞排成索团状,有孔毛细血管丰富。腺细胞分主细胞和嗜酸性细胞两种(图 12 - 4)。

1. 主细胞

数量最多,呈多边形,核圆,居中,HE 染色胞质着色浅。主细胞分泌甲状旁腺激素,主要作用于骨细胞和破骨细胞,使骨盐溶解,并能促进肾小管重吸收钙,从而使血钙升高。

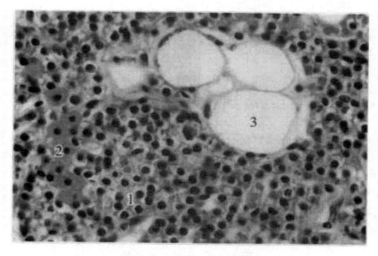

图 12 – 4　甲状旁腺光镜图

2. 嗜酸性细胞

从青春期开始,甲状旁腺内出现嗜酸性细胞,并随年龄增多。细胞单个或成群存在于主细胞之间。嗜酸性细胞比主细胞大,核较小,染色深,胞质呈强嗜酸性染色;电镜下,其胞质含丰富的线粒体。此细胞的功能不明。

三、肾 上 腺

肾上腺表面包以结缔组织被膜,少量结缔组织伴随血管和神经伸入腺实质内。肾上腺实质由周边的皮质和中央的髓质两部分构成(图 12 – 5)。

(一)皮质

皮质约占肾上腺体积的 80%,由皮质细胞、血窦和少量结缔组织组成。根据皮质细胞的形态和排列特征,可将皮质分为三个带,即球状带、束状带和网状带,三者间无截然界限。

1. 球状带(zonaglomerulosa)

位于被膜下方,较薄。细胞聚集成许多球团,细胞较小,呈锥形,核小染色深,胞质较少,含少量脂滴。

2. 束状带(zonafasciculata)

是皮质中最厚的部分。束状带细胞较大,呈多边形,排列成单行或双行的细胞索。胞核圆形,较大,着色浅。

3. 网状带(zonareticularis)

位于皮质最内层,细胞索相互吻合成网。网状带细胞较小,核小,着色深,胞质呈嗜酸性,内含较多脂褐素和少量脂滴。

肾上腺皮质细胞分泌的激素均属类固醇,都具有类固醇激素分泌细胞的超微结构特点,于束状带细胞尤为典型。

(二)髓质

髓质主要由排列成索或团的髓质细胞组成,其间为血窦和少量结缔组织,髓质中央有中央静脉。电镜下,嗜铬细胞最显著的特征是,胞质内含许多电子密度高的分泌颗粒。根据颗粒所含物质的差别,嗜铬细胞分为两种。一种为肾上腺素细胞,颗粒内含肾上腺素,此种细胞数量多,占人肾上腺髓质细胞的 80% 以上。另一种为去甲肾上腺素细胞,颗粒内含去甲肾上腺素。

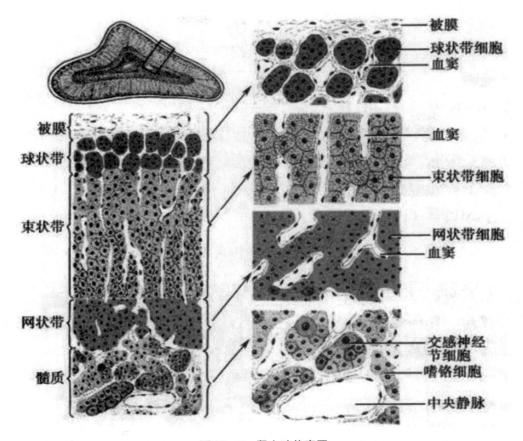

被膜
球状带细胞
血窦

血窦

束状带细胞

网状带细胞
血窦

交感神经节细胞
嗜铬细胞

中央静脉

被膜
球状带
束状带
网状带
髓质

图 12 – 5　肾上腺仿真图

肾上腺皮质和髓质的血窦相连续,后者汇集为中央静脉出肾上腺,因此流经髓质的血液含较高浓度的皮质激素。其中的糖皮质激素可增强嗜铬细胞所含的 N – 甲基转移酶的活性,使去甲肾上腺素甲基化,成为肾上腺素,这是髓质中肾上腺素细胞多于去甲肾上腺素细胞的原因。

四、垂　体

垂体位于颅骨蝶鞍垂体窝内,为一椭圆形小体,重约 0.5 g。垂体由腺垂体和神经垂体两部分组成,表面包以结缔组织被膜。神经垂体分为神经部和漏斗两部分,漏斗与下丘脑相连,包括漏斗柄和正中隆起。腺垂体分为远侧部、中间部和结节部三部分。远侧部最大,中间部位于远侧部和神经部之间,结节部围在漏斗周围(图 12 – 9)。

(一)腺垂体

1. 远侧部(parsdistalis)

腺细胞排列成团索状,少数围成小滤泡,腺细胞团索间有丰富的窦状毛细血管和少量结缔组织,其中有一种星形细胞,具有长的分支突起,伸入腺细胞之间起支持作用。在 HE 染色切片中,依据腺细胞着色的差异,可将其分为嗜色细胞和嫌色细胞两类;嗜色细胞又分为嗜酸性细胞和嗜碱性细胞两种,均具有含氮类激素分泌细胞的超微结构特点。

(1)嗜酸性细胞(acidophil)

数量较多,呈圆形或椭圆形,胞质呈嗜酸性。嗜酸性细胞分为两种。

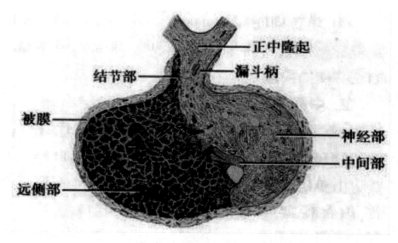

图 12 - 9　垂体(矢状切面)模式图

生长激素细胞:数量较多,所分泌的生长激素能促进骨骼肌和内脏的生长及多种代谢过程,尤其是刺激骺软骨生长,使骨增长。

(2)嗜碱性细胞(basophil)

数量较嗜酸性细胞少,呈椭圆形或多边形,胞质呈嗜碱性。嗜碱性细胞分为三种。

促甲状腺激素细胞:所分泌的促甲状腺激素能促进甲状腺素的形成和释放。

促肾上腺皮质激素细胞:所分泌的促肾上腺皮质激素主要促进肾上腺皮质束状带细胞分泌糖皮质激素。

促性腺激素细胞:分泌卵泡刺激素和黄体生成素,在男性和女性均如此。

(3)嫌色细胞(chromophobe cell)

数量多,体积小,胞质少,着色浅,细胞界限不清。电镜下,嫌色细胞胞质内含少量分泌颗粒,因此这些细胞可能是脱颗粒的嗜色细胞,或是处于形成嗜色细胞的初期阶段。

2. 中间部(parsintermedia)

为一纵行狭窄区域,仅占垂体体积的2%,由滤泡及其周围的嗜碱性细胞和嫌色细胞构成。滤泡由单层立方或柱状上皮细胞围成,大小不等,内含胶质,呈嗜酸性或嗜碱性,其功能不明。在人类,产生 MSH 的细胞散在于腺垂体中。

3. 结节部(parstuberalis)

包围着神经垂体的漏斗,在漏斗的前方较厚,后方较薄或缺如。此部含有丰富的纵行毛细血管,腺细胞呈索状纵向排列于血管之间,细胞较小,主要是嫌色细胞,其间有少量嗜酸性和嗜碱性细胞。

4. 垂体门脉系统(hypophysealportal system)

腺垂体主要由大脑基底动脉环发出的垂体上动脉供应血液。垂体上动脉穿过结节部上端,进入神经垂体的漏斗,在该处分支并吻合形成有孔毛细血管网,称第一级毛细血管网。这些毛细血管网下行到结节部下端汇集形成数条垂体门微静脉,后者下行进入远侧部,再度分支并吻合,形成第二级毛细血管网。

5. 下丘脑与腺垂体的关系

下丘脑的弓状核等神经核的神经元,具有内分泌功能,称为神经内分泌细胞。这些细胞的轴突伸至神经垂体漏斗,构成下丘脑腺垂体束。细胞合成的多种激素在轴突末端释放,进入漏斗处的第一级毛细血管网,继而经垂体门微静脉到达腺垂体远侧部的第二级毛细血管网,分别调节远侧部各种腺细胞的分泌活动。

(二)神经垂体

神经垂体主要由无髓神经纤维和神经胶质细胞组成,含有较丰富的有孔毛细血管。下丘脑前区的两个神经核,一个位于视交叉的外缘、视束的上方,称视上核,另一个位于第三脑室旁,称室旁核。

视上核和室旁核的神经内分泌细胞合成血管升压素和缩宫素。血管升压素可使小动脉平滑肌收缩，血压升高，还可促进肾远曲小管和集合管重吸收水，使尿液浓缩。

五、松　果　体

松果体呈扁圆锥形，以细柄连于第三脑室顶。松果体表面包以软膜，软膜结缔组织伴随血管和无髓神经纤维伸入腺实质，将实质分为许多小叶。小叶主要由松果体细胞、神经胶质细胞和无髓神经纤维组成。松果体细胞与神经内分泌细胞类似。在 HE 染色切片中，胞体呈圆形或不规则形，核大，胞质少，弱嗜碱性（图 12 – 14）。在镀银染色切片中，可见细胞具有突起，短而细的突起终止在邻近细胞之间，长而粗的突起多终止在血管周围。

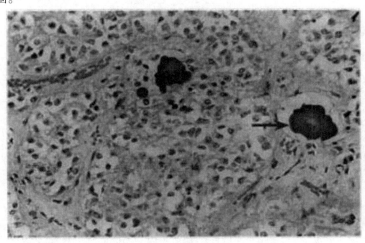

图 12 – 14　松果体光镜图
→脑砂

六、弥散神经内分泌系统

除上述内分泌腺外，机体其他器官还存在大量散在的内分泌细胞。它们分泌的多种激素在调节机体生理活动中起着十分重要的作用。1966 年，Pearse 根据这些内分泌细胞都能合成和分泌胺，而且细胞是通过摄取胺前体经脱羧后产生胺的特点，将它们统称为摄取胺前体脱羧细胞，简称 APUD 细胞。

随着对 APUD 细胞研究的不断深入，后来发现许多 APUD 细胞不仅产生胺，而且还产生肽，有的细胞则只产生肽；并且发现神经系统内的许多神经元也合成和分泌与 APUD 细胞分泌物相同的胺和（或）肽类物质。因此人们提出，将这些具有分泌功能的神经元（如下丘脑室旁核和视上核的神经内分泌细胞），和APUD 细胞（如消化管、呼吸道的内分泌细胞）统称为弥散神经内分泌系统。因此，DNES 是在 APUD 细胞基础上的进一步发展和扩充。至今已知 DNES 有 50 多种细胞。DNES 把神经系统和内分泌系统两大调节系统统一起来构成一个整体，共同调节和控制机体的生理活动。

（蔡克瑞）

第十三章 消 化 腺

消化腺包括大消化腺,即三对大唾液腺、胰腺和肝脏,以及分布于消化管壁内的许多小消化腺。大消化腺是实质性器官,包括由腺细胞组成的分泌部和导管,分泌物经导管排入消化管,对食物进行化学消化作用。

一、大 唾 液 腺

大唾液腺有腮腺、颌下腺、舌下腺各一对,分泌的唾液经导管排入口腔。

(一)大唾液腺的一般结构

大唾液腺均为复管泡状腺,被膜较薄。被膜伸入结缔组织将腺实质分隔为大小不等的小叶,血管、淋巴管和神经也随同走行其间,并进入小叶内。腺实质由分支的导管及末端的腺泡组成。腺泡分浆液性、黏液性与混合性三类。

导管通常包括闰管、纹状管、小叶间导管和总导管。

1. 闰管(intercalatedduct)

是导管的起始部,直接与腺泡相连,管径细,管壁为单层扁平或立方上皮。

2. 纹状管(striatedduct)

又称分泌管,与闰管相连,管壁为单层高柱状上皮,核圆位于细胞顶部,胞质嗜酸性。

3. 小叶间导管和总导管

纹状管汇合形成小叶间导管,行走于小叶间结缔组织内。小叶间导管较粗,初为单层柱状上皮,以后移行为假复层柱状上皮。小叶间导管逐级汇合,最后形成一条或几条总导管开口于口腔。

(二)三种大唾液腺的结构特点

1. 腮腺

为纯浆液性腺,闰管长,纹状管较短,分泌物含唾液淀粉酶(图 13－1)。

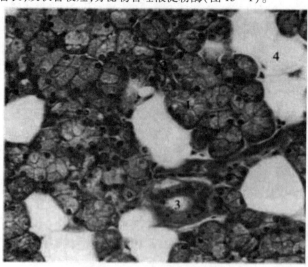

图 13－1 腮腺光镜图
1—腺泡;2—闰管;3—纹状管;4—脂肪细胞

2. 颌下腺

为混合性腺,浆液性腺泡多,黏液性和混合性腺泡少。闰管短,纹状管发达。分泌物含唾液淀粉酶和黏液。

3. 舌下腺

为混合性腺,以黏液性腺泡为主,也多见混合性腺泡,无闰管,纹状管也较短。分泌物以黏液为主。

二、胰　腺

胰腺表面覆有薄层结缔组织被膜,结缔组织伸入腺内将实质分隔为许多小叶。胰腺实质由外分泌部和内分泌部组成(图 13 - 2)。外分泌部构成腺的大部分,是重要的消化腺,它分泌的胰液经导管排入十二指肠,在食物消化中起重要作用。

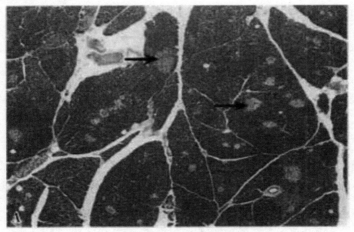

图 13 - 2　胰腺光镜图
A. 低倍;B. 高倍;→胰岛;1—腺泡;2—小叶内导管

(一)外分泌部

胰腺的外分泌部为纯浆液性复管泡状腺。

1. 腺泡

每个腺泡含 40 ~ 50 个胰腺泡细胞,它们都具有典型的浆液性细胞的形态特点。胰腺泡细胞分泌多种消化酶,如胰蛋白酶原、胰糜蛋白酶原、胰淀粉酶、胰脂肪酶、核酸酶等,它们分别消化食物中的各种营养成分。胰蛋白酶原和胰糜蛋白酶原在进入小肠后,被肠致活酶激活,成为有活性的胰蛋白酶和胰糜蛋白酶。胰腺泡细胞的分泌活动受小肠 I 细胞分泌的胆囊收缩素 - 促胰酶素的调节。

2. 导管

由闰管、小叶内导管、小叶间导管和主导管组成。闰管细而长,管壁为单层扁平或立方上皮,其伸入腺泡的一段由泡心细胞组成。闰管远端逐渐汇合形成小叶内导管。小叶内导管在小叶间结缔组织内汇合成小叶间导管,后者再汇合成一条主导管,贯穿胰腺全长,在胰头部与胆总管汇合,开口于十二指肠乳头。

(二)内分泌部(胰岛)

胰岛是由内分泌细胞组成的球形细胞团,分布于腺泡之间,HE 染色浅。成人胰腺约有 100 万个胰岛,约占胰腺体积的 1.5%,于胰尾部较多。胰岛大小不等,直径 75 ~ 500 μm,小的仅由十几个细胞组成,大的有数百个细胞。

1. A 细胞

又称甲细胞、α 细胞,约占胰岛细胞总数的 20%,细胞体积较大,多分布在胰岛周边部。A 细胞分泌高血糖素,能促进肝细胞的糖原分解为葡萄糖,并抑制糖原合成,使血糖浓度升高,满足机体活动的能量需要。

2. B 细胞

又称乙细胞、β 细胞,约占胰岛细胞总数的 70%,主要位于胰岛中央部。B 细胞分泌胰岛素,主要促进肝细胞、脂肪细胞等细胞吸收血液内的葡萄糖,合成糖原或转化为脂肪贮存,使血糖降低。

3. D 细胞

又称丁细胞、δ 细胞,约占胰岛细胞总数的 5%。D 细胞分散在胰岛周边部,A、B 细胞之间,并与 A、B 细胞紧密相贴,细胞间有缝隙连接。D 细胞分泌生长抑素,以旁分泌方式或经缝隙连接直接作用于邻近的 A 细胞、B 细胞或 PP 细胞,抑制这些细胞的分泌活动。

4. PP 细胞

数量很少,主要存在于胰岛周边部。此外,还可见于外分泌部的导管上皮内及腺泡细胞间。PP 细胞分泌胰多肽,具有抑制胃肠运动、胰液分泌及胆囊收缩的作用。

三、肝

肝是人体最大的腺体,具有极复杂多样的生物化学功能,被称为机体的化工厂。肝表面覆以致密结缔组织被膜,除在肝下面各沟、窝处以及右叶上面后部为纤维膜外,其余均被覆浆膜。

(一)肝小叶

肝小叶是肝的基本结构单位,呈多角棱柱体,长约 2 mm,宽约 1 mm,成人肝有 50 万 ~ 100 万个肝小叶。人的肝小叶间结缔组织很少,相邻肝小叶常连成一片,分界不清(图 13 - 7)。

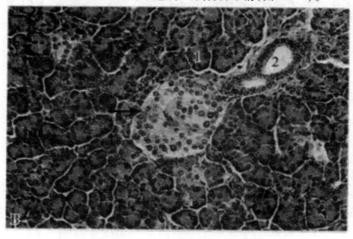

图 13 - 7　肝小叶(横切面)仿真图
人肝

肝细胞单层排列成凹凸不平的板状结构称肝板。相邻肝板吻合连接,形成迷路样结构,其切面呈索状,故也称肝索。肝细胞相邻面的质膜局部凹陷,形成微细的胆小管。这样,肝板、肝血窦和胆小管在肝小叶内形成各自独立而又密切相关的复杂网络。

1. 肝细胞(hepatocyte)

占肝内细胞总数的 80%。肝细胞呈多面体形,直径 15 ~ 30 μm。肝细胞有三种不同的功能面,即血窦面、细胞连接面和胆小管面。血窦面和胆小管面有发达的微绒毛,使细胞表面积增大,有利于进行物质交换。相邻肝细胞之间的连接面有紧密连接、桥粒和缝隙连接等结构。有的肝细胞之间还有贯通的细胞间通道。

（1）粗面内质网

呈板层状排列成群，合成多种重要的血浆蛋白，包括白蛋白、纤维蛋白原、凝血酶原、脂蛋白和补体等。

（2）滑面内质网

为许多散在的小管和小泡，其膜上有多种酶系规律地分布，如氧化还原酶、水解酶、转移酶、合成酶等。肝细胞摄取的有机物在滑面内质网进行连续的合成、分解、结合和转化等反应，包括胆汁合成、脂类代谢、糖代谢和激素代谢，以及从肠道吸收的有机异物的生物转化。

（3）高尔基复合体

从粗面内质网合成的蛋白质和脂蛋白中，一部分转移至高尔基复合体加工后，再经分泌小泡由肝细胞血窦面排出。近胆小管处的高尔基复合体尤为发达，参与胆汁的分泌。

此外，肝细胞富含线粒体、溶酶体和过氧化物酶体，以及糖原、脂滴、色素等内含物。内含物的数量因机体的生理和病理状况不同而异。进食后糖原增多，饥饿时糖原减少；正常时脂滴少，肝病时脂滴可增多。

2. 肝血窦（hepaticsinusoid）

位于肝板之间，腔大而不规则，窦壁由内皮细胞围成。含各种肠道吸收物的门静脉血液和含氧的肝动脉血液，通过在门管区的小叶间动脉和小叶间静脉注入肝血窦，由于在血窦内血流缓慢，血浆得以与肝细胞进行充分的物质交换，然后汇入中央静脉。

肝血窦内还有较多 NK 细胞，称肝内大颗粒淋巴细胞，附着在内皮细胞或肝巨噬细胞上。其核呈肾形，常偏于一侧，胞质含较多溶酶体。此细胞在抵御病毒感染、防止肝内肿瘤及其他肿瘤的肝转移方面有重要作用。

3. 窦周隙（perisinusoidalspace）

为肝血窦内皮与肝板之间的狭窄间隙，宽约 0.4 μm。由于肝血窦内皮通透性大，故窦周隙充满血浆，肝细胞血窦面的微绒毛伸入窦周隙，浸于血浆之中。窦周隙是肝细胞和血液之间进行物质交换的场所。

4. 胆小管（bilecanaliculus）

是相邻两个肝细胞之间局部胞膜凹陷形成的微细管道，在肝板内连接成网。在 HE 染色中不易看到，用银染法或 ATP 酶组化染色法可清楚显示。电镜下，肝细胞的胆小管面形成许多微绒毛，突入管腔。

（二）门管区

相邻肝小叶之间呈三角形或椭圆形的结缔组织小区，称门管区，每个肝小叶周围有 3～4 个门管区。门管区内有小叶间静脉、小叶间动脉和小叶间胆管。小叶间静脉是门静脉的分支，管腔较大而不规则，管壁薄；小叶间动脉是肝动脉的分支，管腔小，管壁较厚。小叶间胆管管壁为单层立方上皮，它们向肝门方向汇集，最后形成左、右肝管出肝。

四、胆囊与胆管

（一）胆囊

胆囊分底、体、颈三部分，颈部连胆囊管。胆囊壁由黏膜、肌层和外膜三层组成。黏膜有许多高而分支的皱襞突入腔内。胆囊收缩排空时，皱襞高大而分支；胆囊充盈扩张时，皱襞减少变矮。黏膜上皮为单层柱状。固有层为薄层结缔组织。肌层的平滑肌厚薄不一，胆囊底部较厚，颈部次之，体部最薄。外膜较厚，大部分为浆膜（图 13－21）。

胆囊的功能是贮存和浓缩胆汁。胆囊的容量为 40～70 ml，从肝排出的胆汁流入舒张的胆囊内贮存。胆囊上皮细胞能主动吸收胆汁中的水和无机盐，使胆汁浓缩。进食后，尤其进高脂肪食物后，在小肠分泌的胆囊收缩素－促胰酶素作用下，胆持续收缩 30～60 分钟，胆总管括约肌松弛，将胆汁排入肠腔。

（二）胆管

由肝分泌的胆汁经左右肝管、肝总管、胆囊管进入胆囊贮存，胆囊中贮存的浓缩胆汁经胆囊管、胆总管排入十二指肠。

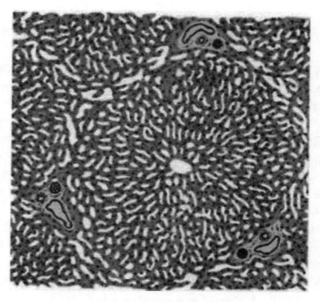

图 13 – 21　胆囊光镜图
1—黏膜皱襞;2—黏膜窦;3—肌层

　　肝外胆管管壁分黏膜、肌层和外膜三层。胆总管黏膜的上皮为单层柱状,有杯状细胞,固有层内有黏液性腺。肝管和胆总管的上 1/3 段肌层很薄,平滑肌分散;胆总管的中 1/3 段肌层渐厚,尤其是纵行平滑肌增多;胆总管下 1/3 段的肌层分内环行、外纵行两层。胆总管在与胰管汇合后,穿入十二指肠壁,局部扩大形成壶腹,此处的环行平滑肌增厚,形成壶腹括约肌,其舒缩作用控制了胆汁和胰液的排出。胆管外膜为较厚的结缔组织。

　　人工肝与肝细胞的再生

　　人体中的肝脏是一个极为复杂的器官,承担着 5 000 种以上的生理与生化功能。根据现代科学技术水平,要研制一个装置,可以长期或基本上代替肝脏主要功能的名副其实的人工肝,还是不可能的。近代对人工肝的研究,只是用一种装置或系统来暂时代替肝脏的某些功能。如清除肝衰竭时的毒性物质;治疗肝性脑病及调整其氨基酸平衡等来协助患者度过危险期;等待肝细胞再生,或等待肝移植,因而许多学者称之为"人工肝辅助"。

　　由于人和动物肝脏都具有极强再生能力。临床患者或动物实验中将肝切除一半,2 ~ 3 个月以内,其剩余的肝组织又可生长到原来体积,而且其功能也完全恢复。但肝细胞在正常情况下很少分裂,但在肝损伤(外科切除、化学性或病毒性损伤)时会迅速表现出强大的增殖和自我调控能力。

　　从 1931 年 Higginst 和 Andergon 首次对大鼠肝大部分切除术后再生情况进行全面描述以来,对肝再生调控机制的研究已有 70 多年。迄今为止,人们已经认识到:

　　①肝再生早期基因的激活由升高于阈值的循环生长因子启动;

　　②肝部分切除后即刻出现的快速代谢适应使肝细胞对肝内外生长因子产生反应,并使大量反应性基因激活。

　　而触发肝细胞再生的关键因素则是细胞因子和细胞膜上特异性受体的相互作用。

　　(蔡克瑞)

第十四章 男性生殖系统

男性生殖系统由睾丸、生殖管道、附属腺及外生殖器组成。睾丸是产生精子和分泌雄性激素的器官。生殖管道具有促进精子成熟，营养、贮存和运输精子的作用。附属腺包括精囊、尿道球腺和前列腺。附属腺和生殖管道的分泌物参与精液的组成。

一、睾 丸

睾丸表面覆以浆膜，即鞘膜脏层，深部为致密结缔组织构成的白膜，白膜在睾丸后缘增厚形成睾丸纵隔。纵隔的结缔组织呈放射状伸入睾丸实质，将睾丸实质分成约 250 个锥形小叶，每个小叶内有 1～4 条弯曲细长的生精小管。生精小管在接近睾丸纵隔处，变为短而直的直精小管，它们进入睾丸纵隔，相互吻合形成睾丸网。生精小管之间的疏松结缔组织称睾丸间质（图 14－1，图 14－2）。

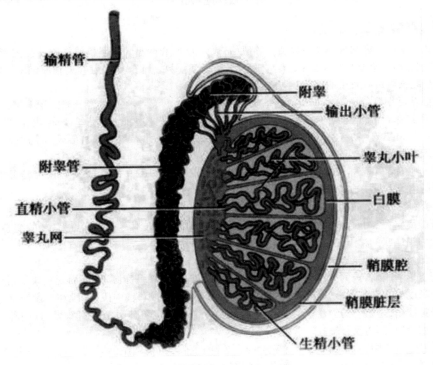

图 14－1 睾丸与附睾模式图

（一）生精小管

成人的生精小管长 30～70 cm，直径 150～250 μm，管壁厚 60～80 μm，由生精上皮构成。生精上皮由支持细胞和 5～8 层生精细胞组成。

1. 生精细胞

自生精上皮基底部至腔面，依次有精原细胞、初级精母细胞、次级精母细胞、精子细胞和精子。精原细胞形成精子的过程称精子发生，人需要（64±4.5）天方可完成。此过程经历了精原细胞增殖、精母细胞减数分裂和精子形成 3 个阶段。

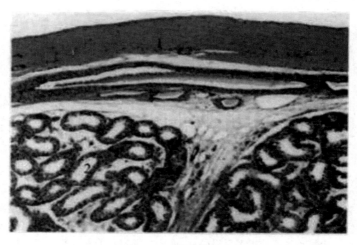

图 14 - 2 睾丸光镜图
1. 白膜；2. 生精小管

（1）精原细胞（spermatogonium）

紧贴基膜，圆形或卵圆形，直径 12 μm。精原细胞分为 A、B 两型。A 型精原细胞核卵圆形，染色质细小，染色深，细胞核中央常见淡染区；或染色质细密，染色浅。另一部分分化为 B 型精原细胞。B 型精原细胞核圆形，细胞核周边有较粗的染色质颗粒。

（2）初级精母细胞（primary spermatocyte）

位于精原细胞近腔侧，圆形，体积较大，直径约 18 μm。细胞核大而圆，呈丝球状，内含或粗或细的染色质丝，核型为 46，XY。初级精母细胞经过 DNA 复制后，进行第一次减数分裂，形成两个次级精母细胞。

（3）次级精母细胞（secondary spermatocyte）

位置靠近腔面，直径约 12μm。细胞核圆形，染色较深，核型为 23，X 或 23，Y。次级精母细胞不进行 DNA 复制，迅速进入第二次减数分裂，产生两个精子细胞，核型为 23，X 或 23，Y。

（4）精子细胞（spermatid）

位于近腔面，直径约 8 μm。细胞核圆，染色质细密。精子细胞不再分裂，经过复杂的变态，由圆形细胞逐渐转变为蝌蚪状的精子。

（5）精子（spermatozoon）

人的精子形似蝌蚪，长约 60 μm，可分头、尾两部。头部正面观呈卵圆形，侧面观呈梨形，长 4~5 μm。头内有一个高度浓缩的细胞核，其前 2/3 有顶体覆盖。尾部分为颈段、中段、主段和末段四部分。中段的外侧包有线粒体鞘，是精子的能量供应中心。主段最长，外周致密纤维外方有纤维鞘，这两种结构均辅助精子运动。末段短，其内仅有轴丝。

在精子发生过程中，一个精原细胞增殖分化所产生的各级生精细胞，其细胞质并未完全分开，有胞质桥相连，形成同步发育的同源细胞群。胞质桥的存在有利于细胞间信息传递，保证同源生精细胞同步发育。但从生精小管全长来看，精子发生是不同步的。不同区域的生精小管生精细胞组合不同。因此在睾丸组织切片上，可见生精小管不同断面具有不同发育阶段的生精细胞组合。

2. 支持细胞（sustentacularcell）

又称 Sertoli 细胞。每个生精小管的横切面上有 8~11 个支持细胞。细胞呈不规则长锥体形，细胞体从生精上皮基底一直伸达腔面。由于其侧面镶嵌着各级生精细胞，故光镜下细胞轮廓不清。细胞核近似卵圆形或呈三角形，染色浅，核仁明显。电镜下，细胞质内有大量滑面内质网和一些粗面内质网，高尔基复合体发达，线粒体和溶酶体较多，并有许多脂滴、糖原、微丝和微管。生精小管与血液之间存在血 - 睾屏障，其组成包括毛细血管内皮及其基膜、结缔组织、生精上皮基膜和支持细胞的紧密连接。血 - 睾屏障可阻止血液中某些物质接触生精上皮，形成并维持有利于精子发生的微环境，还能防止精子抗原物质逸出到生精小管外而引发自身免疫反应。

支持细胞对生精细胞起支持和营养作用。支持细胞在卵泡刺激素和雄激素的作用下,合成和分泌雄激素结合蛋白,这种蛋白可与雄激素结合,以保持生精小管内有较高的雄激素水平,促进精子发生。同时,支持细胞又能分泌抑制素,释放入血,可反馈性地抑制垂体分泌卵泡刺激素,以维持雄激素结合蛋白分泌量的稳定。支持细胞还分泌少量液体进入生精小管管腔,成为睾丸液,有助于精子的运送。

(二)睾丸间质

位于生精小管之间,为富含血管和淋巴管的疏松结缔组织,其中有睾丸间质细胞,又称 Leydig 细胞。该细胞成群分布,呈圆形或多边形,细胞核圆,细胞质嗜酸性。具有类固醇激素分泌细胞的超微结构特征

(三)直精小管和睾丸网

生精小管近睾丸纵隔处短而细的直行管道,称直精小管,管壁上皮为单层立方或矮柱状,无生精细胞。直精小管进入睾丸纵隔内分支吻合成网状管道,为睾丸网,由单层立方上皮组成,管腔大而不规则。

二、生 殖 管 道

男性生殖管道包括附睾、输精管及尿道,为精子的成熟、贮存和输送提供有利的环境。

1. 附睾

位于睾丸的后外侧,分头、体、尾三部,头部主要由输出小管组成,体部和尾部由附睾管组成(图 14 – 1,图 18 – 11)。输出小管是与睾丸网连接的 8 ~ 12 根弯曲小管,上皮由高柱状纤毛细胞及低柱状细胞相间排列构成,故管腔不规则。高柱状细胞游离面有大量纤毛,纤毛摆动可促使精子向附睾管运行。低柱状细胞含大量溶酶体及吞饮小泡。高柱状细胞有分泌功能,低柱状细胞有吸收和消化管腔内物质的作用。

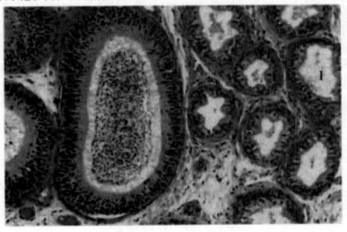

图 14 – 11　附睾光镜图
1—输出小管;2—附睾管

附睾管为一条长 4 ~ 6 m、极度蟠曲的管道,远端与输精管相连,其管腔规则,充满精子和分泌物。附睾管上皮为假复层纤毛柱状,由主细胞和基细胞组成。主细胞在附睾管起始段为高柱状,而后逐渐变低,至末段转变为立方形。

2. 输精管

是壁厚腔小的肌性管道,管壁由黏膜、肌层和外膜组成。黏膜表面为较薄的假复层柱状上皮,固有层结缔组织中弹性纤维丰富。肌层厚,由内纵行、中环行和外纵行排列的平滑肌纤维组成。在射精时,肌层强力收缩,将精子快速排出。

三、附　属　腺

附属腺和生殖管道的分泌物以及精子共同组成精液。每次射精量为 3~5 ml,每毫升精液含 1 亿~2 亿个精子;若每毫升的精子数低于 400 万个,可导致不育症。

1. 前列腺

呈栗形,环绕于尿道起始段。腺的被膜与支架组织均由富含弹性纤维和平滑肌纤维的结缔组织组成。腺实质主要由 30~50 个复管泡状腺组成,有 15~30 条导管开口于尿道精阜的两侧。腺实质可分三个带:尿道周带,最小,位于尿道黏膜内;内带,位于黏膜下层;外带,构成前列腺的大部。腺分泌部由单层立方、单层柱状及假复层柱状上皮交错构成,故腺腔很不规则。

2. 精囊

是一对蟠曲的囊状器官。黏膜向腔内突起形成高大的皱襞,黏膜表面是假复层柱状上皮,细胞质内含有许多分泌颗粒和黄色的脂色素。黏膜外有薄的平滑肌层和结缔组织外膜。精囊分泌弱碱性的淡黄色液体,内含果糖、前列腺素等成分。果糖为精子的运动提供能量。

3. 尿道球腺

是一对豌豆状的复管泡状腺。上皮为单层立方或单层柱状,腺体分泌的黏液于射精前排出,以润滑尿道。

四、阴　　茎

阴茎主要由两条阴茎海绵体、一条尿道海绵体、白膜和皮肤构成。海绵体主要由小梁和血窦构成,阴茎深动脉的分支螺旋动脉穿行于小梁中,与血窦通连。静脉多位于海绵体周边部白膜下方,白膜为质地坚韧的致密结缔组织。一般情况下,流入血窦的血液很少,血窦呈裂隙状,海绵体柔软。当大量血液流入血窦,血窦充血而胀大,白膜下的静脉受压,血液回流一时受阻,海绵体变硬,阴茎勃起。阴茎血窦内皮细胞能释放多种使平滑肌细胞舒张的物质,统称内皮舒张因子,一氧化氮(NO)是其中之一,可促使螺旋动脉的平滑肌细胞舒张,引起血管扩张,血窦充血。

（郭红艳）

第十五章　女性生殖系统

女性生殖系统包括卵巢、输卵管、子宫、阴道和外生殖器。卵巢产生卵细胞并分泌性激素；输卵管输送生殖细胞，是受精的部位；子宫是产生月经和孕育胎儿的器官。此外，乳腺分泌乳汁、哺育婴儿，故列入本章叙述。

第一节　卵　　巢

卵巢表面被覆有单层扁平或立方上皮，称表面上皮；上皮下方为薄层致密结缔组织，称白膜。卵巢实质的周围部称皮质，中央部称髓质，两者间无明显分界。皮质较厚，主要含不同发育阶段的卵泡、黄体和白体等；这些结构之间有特殊的结缔组织，主要由低分化的梭形的基质细胞、网状纤维及散在的平滑肌纤维构成。髓质较小，由疏松结缔组织构成，含较多血管及淋巴管（图 15 - 1）。近卵巢门处的结缔组织中含有少量的平滑肌束和门细胞。门细胞的结构类似睾丸间质细胞，分泌雄激素。

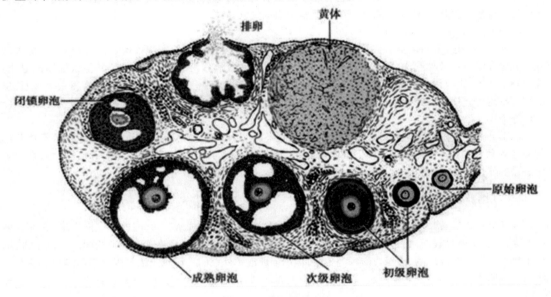

图 15 - 1　卵巢仿真图

（一）卵泡的发育与成熟

新生儿两侧卵巢皮质中有 70 万 ~ 200 万个原始卵泡，青春期开始时约 4 万个，至 40 ~ 50 岁时仅剩几百个。从青春期至更年期 30 ~ 40 年的生育期内，卵巢在脑垂体周期性分泌的促性腺激素的影响下，每隔 28 天左右有 15 ~ 20 个卵泡生长发育，但通常只有 1 个优势卵泡发育成熟并排卵。

卵泡呈球形，由一个卵母细胞和包绕在其周围的多个卵泡细胞组成。卵泡发育是个连续的生长过程，一个卵泡从发育至成熟约需 85 天，可分为原始卵泡、初级卵泡、次级卵泡和成熟卵泡四个阶段。初级卵泡和次级卵泡合称为生长卵泡。

1. 原始卵泡（primordial follicle）

是处于静止状态的卵泡，位于卵巢皮质的浅层，体积小，数量很多。卵泡中央有一个初级卵母细胞，周围是单层扁平的卵泡细胞。初级卵母细胞圆形，直径 30 ~ 40 μm，胞质嗜酸性；核大而圆，染色质稀疏，核

133

仁大而明显。在电镜下,胞质内细胞器丰富,核周围部可见成层排列的滑面内质网,可能与核和胞质间的物质传递有关。

2. 初级卵泡(primaryfollicle)

青春期开始,原始卵泡相继生长发育为初级卵泡。主要变化是:

①初级卵母细胞体积增大,核也变大。胞质内高尔基复合体、粗面内质网、游离核糖体等均增多;浅层胞质内还出现皮质颗粒,这是一种溶酶体,在受精时发挥重要作用。

②卵泡细胞由扁平变成立方形或柱状,由单层增殖为多层。

③初级卵母细胞与最内层的卵泡细胞间出现一层均质状、折光性强的嗜酸性膜,称透明带,由3种糖蛋白分子,即ZP1、ZP2和ZP3构成,为初级卵母细胞和卵泡细胞共同分泌。

3. 次级卵泡(secondaryfollicle)

由初级卵泡受卵泡刺激素作用发育而成,主要变化是:

①当卵泡细胞增殖到6~12层,在卵泡细胞间出现大小不等的液腔,继而汇合成一个大的卵泡腔,充满卵泡液,内含促性腺激素、雌激素及多种生物活性物质,对卵泡的生长与成熟起着重要的调节作用。具有卵泡腔的卵泡又称囊状卵泡。

②初级卵母细胞已达到最大体积,直径125~150 μm,其周围包裹一层较厚的透明带。紧靠透明带的一层高柱状卵泡细胞呈放射状排列,称放射冠。

③卵泡膜分化成内、外两层。内层含有较多毛细血管和多边形或梭形的膜细胞。膜细胞具有分泌类固醇激素细胞的结构特点;外层有环行的平滑肌细胞和胶原纤维。

4. 成熟卵泡(maturefollicle)

在两侧卵巢里同时存在的一批次级卵泡中,通常仅一个发育最佳的卵泡能够成熟,故称之为优势卵泡。成熟卵泡可释放抑制素,负反馈作用于垂体,使卵泡刺激素分泌水平降低,导致其他次级卵泡退化。成熟卵泡很大,直径可达2 cm以上,占据皮质全层并突向卵巢表面(图15-1)。卵泡腔变得很大,颗粒层的卵泡细胞停止增殖,卵泡壁变薄,卵丘根部的卵泡细胞间出现裂隙;近排卵时,卵丘与卵泡壁分离,漂浮在卵泡液中。

次级卵泡与成熟卵泡具有内分泌功能,主要分泌雌激素。雌激素是膜细胞和颗粒细胞在脑垂体分泌的卵泡刺激素和黄体生成素的作用下协同合成的。膜细胞合成的雄激素透过基膜进入颗粒细胞,在芳香化酶系的作用下转变为雌激素。

(二)排卵

成熟卵泡破裂,次级卵母细胞从卵巢排出的过程称排卵。排卵前,成熟卵泡的卵泡液剧增,卵泡的体积增大,并突出卵巢表面;突起部分的卵泡壁、白膜和表面上皮变薄,局部缺血形成半透明的卵泡小斑,继而小斑处的组织被胶原酶、透明质酸酶等解聚,再加上卵泡膜外层的平滑肌收缩等因素,导致卵泡破裂,次级卵母细胞连同外周的透明带、放射冠与卵泡液一起,从卵巢排出。排卵后的卵巢表面裂口2~4天后即可修复。

生育期妇女,每隔28天左右排一次卵。一般一次只排一个卵,偶见排两个或两个以上者。两侧卵巢交替排卵。正常排卵发生在月经周期的第14天左右。若排出的卵于24小时内未受精,次级卵母细胞便退化并被吸收;若受精,则继续完成第二次减数分裂,形成单倍体(23,X)的卵细胞和一个第二极体。

(三)黄体的形成与退化

排卵后,残留于卵巢内的卵泡颗粒层连同卵泡膜向卵泡腔塌陷,在黄体生成素的作用下逐渐发育成一个体积较大又富有血管的内分泌细胞团,新鲜时呈黄色,故称黄体。其中由颗粒细胞衍化来的颗粒黄体细胞占多数,位于黄体的中央,其胞体较大,呈多边形,染色较浅,分泌黄体酮。由膜细胞衍化来的膜黄体细胞较小,染色较深,数量也少,位于黄体的周边。膜黄体细胞与颗粒黄体细胞协同作用分泌雌激素。

黄体的发育取决于排出的卵是否受精。如卵未受精,黄体维持两周左右即退化,称月经黄体;如卵受精,在胚胎绒毛膜分泌的绒毛膜促性腺激素的作用下,黄体继续发育增大,直径可达4~5 cm,称妊娠黄体,可维持约六个月。两种黄体最终都退化消失,逐渐被结缔组织取代,变成白色瘢痕,即白体。白体被吸收直至消失需数月或数年。

（四）闭锁卵泡与间质腺

卵巢内的绝大多数卵泡不能发育成熟，它们在发育的不同阶段退化。退化的卵泡称为闭锁卵泡。卵泡的闭锁自胎儿期已开始，出生后一直持续于整个生育期。原始卵泡和初级卵泡退化时，卵母细胞形态变为不规则，染色质固缩成块状，卵泡细胞变小而分散，最后两种细胞均自溶消失。次级卵泡和成熟卵泡闭锁时，卵母细胞凋亡消失，透明带塌陷成为不规则的嗜酸性环状物，存留较长一段时间后也消失。

第二节　输　卵　管

输卵管的管壁由内向外依次分为黏膜、肌层和浆膜。黏膜由单层柱状上皮和固有层构成。黏膜向管腔突起形成有纵行、有分支的皱襞，故输卵管管腔很不规则。皱襞于壶腹部最发达，高而多分支，此处为受精发生的部位。

黏膜上皮为单层柱状，由纤毛细胞和分泌细胞组成。纤毛细胞在漏斗部和壶腹部最多，峡部和子宫部则逐渐减少。纤毛向子宫方向的摆动有助于卵子的运送；夹在纤毛细胞之间的分泌细胞虽无纤毛，但有微绒毛，其分泌物构成输卵管液，其中含有氨基酸、葡萄糖、果糖及少量乳酸等。该分泌物在纤毛表面形成粘稠的膜，这不但对卵细胞有营养作用，而且还有助于卵子的输送和防止病菌从子宫经输卵管进入腹腔。黏膜上皮在卵巢激素的影响下随月经周期而发生周期性变化。子宫内膜增生期，上皮细胞变高，分泌细胞胞质内充满分泌颗粒；分泌期时，分泌细胞以顶浆分泌方式释放其分泌物，因而上皮细胞变低。固有层为薄层结缔组织，内含较多的血管和少量平滑肌。

肌层为内环、外纵两层平滑肌，峡部最厚，漏斗部最薄。浆膜由间皮和富含血管的输送结缔组织构成。

第三节　子　　宫

子宫为肌性器官，腔小壁厚，是胚胎发育的场所。子宫壁的结构由外向内可分为外膜、肌层和内膜（又称黏膜）三层。

（一）子宫壁的结构

1. 外膜（perimetrum）大部分为浆膜，只有子宫颈部分为纤维膜。

2. 肌层（myometrium）很厚，由平滑肌构成。肌层自内向外大致可分为三层，即黏膜下层、中间层和浆膜下层。黏膜下层和浆膜下层主要有纵行平滑肌束组成；中间层较厚，由环形和斜行肌束组成，并含有丰富的血管。子宫平滑肌细胞长 30～50 μm，在妊娠时肌细胞增生肥大，可增长数十倍，长达 500～600 μm。妊娠时，新增的平滑肌细胞来自未分化的间充质细胞或平滑肌细胞自身的分裂。雌激素能促使平滑肌细胞数量增加。黄体酮能使平滑肌细胞体积增大，并有抑制平滑肌收缩的作用。分娩后子宫平滑肌细胞逐渐变小，恢复原状，部分平滑肌细胞凋亡。肌层的收缩活动，有助于精子向输卵管运行、经血排出以及胎儿排出。

3. 内膜（endometrium）有单层柱状上皮和固有层组成。上皮由大量的分泌细胞和散在的纤毛细胞构成。固有层结缔组织较厚，含大量低分化的基质细胞、网状纤维、血管和子宫腺（uterine gland）。基质细胞呈梭形或星形，核圆，胞质较少，可合成和分泌胶原蛋白，并随月经周期和妊娠的变化而增生与分化。子宫腺为单管状腺，由上皮下陷而成，腺上皮主要由分泌细胞构成。子宫腺在近肌层处可有分支。

子宫底部和体部的内膜，按其结构和功能特点可分为深浅两层。浅层为功能层（functional layer），每次月经来潮时发生脱落；妊娠时，胚泡植入此层。深层成为基底层（basal layer），基底层在月经和分娩时均不脱落，并有较强的增生和修复能力，可以产生新的功能层。子宫内膜的血管来自子宫动脉的分支。子宫动脉进入子宫壁后，分支行走至肌层的中间层，由此发出许多与子宫腔面垂直的放射状小动脉，在进入内膜之前,每条小动脉分为两支:短而直的分支,营养基底层,不受性激素的影响,称之为基底动脉;其主支称螺旋动脉(spiral artery),在功能层内呈螺旋状走行,至功能层浅层时形成毛细血管网和血窦,然后汇入小静脉,经肌层汇合为子宫静脉。螺旋动脉对性激素的刺激敏感,反应迅速。

(二)子宫内膜的周期性变化

自青春期开始,子宫底部和体部的内膜功能层在卵巢分泌的激素作用下,开始出现周期性变化,即每28天左右发生一次内膜剥脱出血、增生、修复过程,称为月经周期(menstrual cycle)。每个月经周期是从月经第1天起至下次月经来潮前一天止,可分为月经期、增生期和分泌期三个时期。

1. 增生期(pro;iferative phase)为月经周期的第5~14天。此时,卵巢内若干卵泡开始生长发育,故又称卵泡期。在生长卵泡分泌的雌激素的作用下,剥脱的子宫内膜由基底层增生修补,并逐渐增厚到2-3 mm;固有层内的基质细胞分裂增殖,产生大量的纤维和基质。增生早期,子宫腺短,直而细,较稀疏。增生晚期的子宫腺增多、增长且更弯曲,腺体扩大。腺细胞顶部有分泌颗粒,糖原集聚。同时螺旋动脉亦伸长和弯曲。至月经周期第14天时,卵巢内通常有一个卵泡发育成熟并排卵,子宫内膜随之转入分泌期。

2. 分泌期(secretory phase)为月经周期的第15~28天。此时卵巢内黄体形成,故又称黄体期。在黄体分泌的黄体酮和雌激素作用下,子宫内膜继续增生变厚,可达5 mm;此时子宫腺进一步增长、弯曲、腺腔扩大,腺腔内充满含有糖原等营养物质的粘稠液体。固有层内因组织液增多呈水肿状态。螺旋动脉继续增长、变得更弯曲。基质细胞继续分裂增殖,胞质内充满糖原和脂滴,称前蜕膜细胞。妊娠时,此细胞继续发育增大变为蜕膜细胞。如未妊娠,内膜功能层将脱落,转入月经期。

3. 月经期(menstrual phase)为月经周期的第1~4天。由于排出的卵未受精,卵巢内月经黄体退化,雌激素和黄体酮的水平骤然下降,引起子宫内膜功能层的螺旋动脉持续收缩,从而使功能层缺血,导致各种组织细胞坏死。继而螺旋动脉又突然短暂扩张,致使功能层的血管破裂,血液流出并积聚在内膜浅部,最后与剥落的内膜一起经阴道排出,即为月经。一次月经的血液排出量一般为35 ml。在月经末,基底层的子宫腺细胞开始增生,向表面铺展,修复内膜上皮,内膜转入增生期。

(二)子宫颈

子宫颈壁由外向内分为纤维膜、肌层和黏膜。纤维膜为较致密的结缔组织。肌层平滑肌较少且分散,结缔组织较多。黏膜形成许多大而分支的皱襞。相邻皱襞之间的裂隙形成腺样的隐窝,在切面上形似分支管状腺,称子宫颈腺。黏膜上皮为单层柱状,由少量纤毛细胞、较多分泌细胞以及储备细胞构成。储备细胞较小,位于上皮深层,分化程度较低,有增殖修复功能。此细胞在有慢性炎症时易癌变。上皮纤毛向阴道摆动,可促进分泌细胞的分泌物排出并流向阴道。宫颈阴道部的黏膜光滑,上皮为复层扁平,细胞内含有丰富的糖原。宫颈外口处,单层柱状上皮移行为复层扁平上皮,此处是宫颈癌的好发部位。宫颈黏膜无周期性剥落,但其分泌物的性质却随卵巢活动周期发生变化。排卵时,宫颈在雌激素作用下,分泌增多,分泌物粘稠度降低,有利于精子穿过。黄体形成时,黄体酮可抑制宫颈上皮细胞分泌,分泌物粘稠度增加,使精子难以通过。妊娠时,其分泌物的粘稠度增高,起到阻止精子和微生物进入子宫的屏障作用。

第四节 阴 道

阴道壁由黏膜、肌层和外膜组成。黏膜向阴道腔内形成许多横行皱襞。黏膜由上皮和固有层构成。上皮较厚,为未角化的复层扁平上皮。在雌激素作用下,上皮细胞内聚集大量糖原。浅层细胞脱落后,糖原在阴道杆菌作用下变为乳酸,使阴道保持酸性,有一定的抗菌作用。老年或其他原因导致雌激素水平下降时,阴道上皮细胞内的糖原减少,阴道液的 pH 值上升,使细菌容易生长繁殖,发生阴道感染。阴道上皮的脱落和新生,与卵巢活动周期有密切关系,因而根据阴道脱落上皮细胞类型不同可推知卵巢的功能状态。黏膜固有层由富含弹性纤维和血管的结缔组织构成,其浅层较致密,深层较疏松。肌层较薄,平滑肌束呈左、右螺旋状走行,相互交织成格子状排列;其间的结缔组织中附有弹性纤维,使阴道壁易于扩张。阴道外口处有骨骼肌构成的括约肌。外膜由富含弹性纤维的致密结缔组织构成。

第五节　乳　　腺

乳腺于青春期受卵巢激素影响开始发育。妊娠期和授乳期的乳腺有泌乳活动,称活动期乳腺;无分泌功能的乳腺,称静止期乳腺。

1. 乳腺的一般结构

乳腺主要由分泌乳汁的腺泡、输出乳汁的导管以及其间的结缔组织构成。乳腺的实质被结缔组织分割成 15～25 个乳腺叶,每个叶又被分隔称若干个乳腺小叶,每个小叶为一个复管泡状腺。小叶间结缔组织内含大量脂肪细胞。乳腺的腺泡上皮为单层立方或柱状,腺上皮与基膜之间有肌上皮细胞。导管包括小叶内导管、小叶间导管和总导管(输乳管)。小叶内导管多为单层立方或柱状上皮,小叶间导管则为复层柱状上皮。总导管开口于乳头,管壁为复层扁平上皮,与乳头表皮连续。

2. 静止期乳腺

指性成熟为孕女性的乳腺。其结构特点是导管和腺体均不发达,腺泡小而少,脂肪组织和结缔组织极为丰富。静止期乳腺在月经周期略有变化。月经来潮前,腺泡与导管增生,乳腺可稍大;月经停止后这一现象消失。

3. 活动期乳腺

妊娠期,在雌激素和黄体酮的作用下,乳腺的小导管和腺泡迅速增生,腺泡增大,同时结缔组织和脂肪组织减少。在妊娠后期,由于催乳激素的作用,腺泡开始分泌。乳腺为顶浆分泌腺,分泌物称为初乳,含脂滴、乳蛋白、乳糖等;此外还含有浆细胞与腺上皮细胞联合产生的 sIgA,这种抗体对新生儿具有免疫保护作用。初乳中还常含有吞噬了大量脂滴的巨噬细胞,称初乳小体。

在分娩后的授乳期,乳腺结构与妊娠期相似,但结缔组织更少,腺体极其发达,腺泡增大,处于不同的分泌时期。分泌前的腺泡细胞呈高柱状;分泌后的腺泡细胞呈立方或扁平状,腺腔内充满乳汁。断乳后,由于催乳激素水平下降,乳腺分泌停止,腺体逐渐萎缩,结缔组织和脂肪组织增多,乳腺转入静止期。绝经后,乳腺萎缩退化,体积减小。

(贾秀月)

第三篇　生理学

第一章 生理学的任务和研究方法

第一节 生理学及其任务

生理学是生物科学的一个分支,是一门研究生物体及各组成部分正常功能活动规律的科学。人和许多高等动物的机体结构复杂,由不同的系统、器官、组织和细胞所组成,各系统和器官具有不同的功能,并在神经和内分泌系统的调节下相互协调、相互配合、相互制约,共同维持整个机会的生命活动。生理学的任务是阐明机体及其各组成部分所表现的各种正常的生命现象、活动规律及其产生机制,以及机体内、外环境变化对这些功能性活动的影响和机体所进行的相应调节,并揭示各种生理功能在整体生命活动中的意义。

第二节 生理学的发展简史及其与医学的关系

人体生理的知识最初是随着社会发展和医疗实践而逐渐积累起来的。公元 300 – 400 年的《黄帝内经》一书是我国古代医疗实践经验的理论总结,书中阐述了经络、脏腑、七情六淫、营卫气血等生理学理论。在其他国家,早期对人体生理知识也有不少重要的贡献。例如,古罗马名医 Galen 曾进行初步的动物活体解剖,并用解剖学的知识来推断人体生理功能,对医学的贡献很大。

生理学真正地成为一门实验性科学是从 17 世纪开始的。1628 年,英国医生 Harvey 所著的《心与血的运动》一书出版,是历史上第一部基于实验证据的生理学著作。Harvey 首次在若干种动物身上应用活体解剖的方法,并经反复多次实验观察,推断出血液循环的途径:心脏是循环系统的中心,血液由心脏射入动脉,再由静脉回流入心脏而不断循环。

近二三十年来,由于基础科学和新技术的迅速发展,生理学的研究有了很大的进展。细胞、分子水平的研究,已深入到细胞内部环境的稳态及其调节机制、细胞跨膜信息传递的机制、基因水平的功能调控机制等方面,使生命活动基本规律的研究取得了不少宝贵资料。

在现代医学课程体系中,人体生理学是一门重要的基础医学理论课程。它以人体解剖学、组织学为基础,同时又是药理学、病理学等后续课程和临床各课程的基础,起着承前启后的作用。

第三节 生理学的研究方法

生理学是一门实验性科学,它的所有知识都来自临床实践和实验研究。许多生理学知识是通过在志愿者身上进行观察获得的,但由于人体研究的困难,更多的生理学知识则是来自动物实验。由于动物机体的结构和功能相对简单,所以,在进行动物实验时,应根据不同的研究内容选择适当的动物或动物材料,在推断人体功能活动规律时,应注意到人与动物结构和功能上的差异,不能简单地将动物实验的结果直接用来推论人体的生理功能。

(一)实验方法

1.急性动物实验

急性动物实验即是那些在相对较短时间内就可完成实验观察,不需要动物长期存活的实验,可分为离体实验和在体实验。

（1）离体实验（experiment in vitro）

是将动物的某些细胞或器官从体内分离出来，在特定的实验条件下进行研究。如将兔的一段小肠游离出来，放置在37℃有氧的营养液中，观察各种刺激作用下小肠运动的变化；应用膜片钳技术可研究细胞小片膜上单个离子通道的电流特性。

（2）在体实验（experiment in vivo）

是在动物麻醉条件下，手术暴露某些所需研究的部位，观察和记录某些生理功能在人为干预条件下的变化。

2. 慢性动物实验

慢性动物实验往往需要先对动物施加一定的手术，待动物恢复后，长时间使其保持健康、清醒，并处于正常生活状态下对某些生理功能所进行的研究。慢性动物实验适用于观察某一器官或组织在正常情况下的功能以及在整体中的作用地位，但不宜用来分析某一器官或组织细胞生理功能和详细机制。

（二）生理学研究的不同水平

人体的基本结构和功能单位是细胞，不同细胞构成了不同的器官，各种器官又相互联系组成了不同的功能系统，各系统相互协调构成了一个统一的整体。因此，生理学的研究又常被划分为数个水平，如细胞和分子水平、器官和系统水平、整体水平。

1. 细胞和分子水平

生理活动的物质基础是生物机体，构成机体最基本的结合和功能单位是各种细胞，每一器官的功能都与组成该器官的细胞的生理特性分不开，例如肌肉的功能与肌细胞的生理特性分不开，腺体的功能与腺细胞的生理性分不开等。然而，细胞的生理特性又决定于构成细胞的各种物质的物理化学特性，尤其是生物大分子的物理化学特性。例如心脏之所以能搏动，是由于肌细胞中含有特殊的蛋白质，这些蛋白质分子具有一定的结合排列方式，在离子浓度的变化和酶的作用下排列方式发生变化，从而发生收缩或舒张的活动。因此，对心脏功能的研究需要在肌细胞和生物大分子的水平上进行。这类研究的对象是细胞和它所含的物质分子，可称为细胞和分子水平的研究。这方面的知识称为普遍生理学或细胞生理学。

2. 器官和系统水平

这方面的研究着重于阐明器官和系统对于机体有什么作用，它是怎么样进行活动的，它的活动受到哪些因素的控制等。例如，关于心血管组成的血液循环系统的生理功能研究，需要阐明心脏各部分如何协同活动、心脏如何射血、血管如何调配血液供给、血管内血液流动的动力和阻力、心血管活动如何调节等规律。这类研究要对完整的心脏、血管和循环系统进行观察，是以器官和系统作为研究对象的，称为官器和系统水平的研究。这方面的知识称为器官和系统生理学。

3. 整体水平

由于人体生理学的研究对象是人的机体，整个人体的生理活动并不等于心、肺、肾等器官生理功能的简单总和，而是在各种生理功能之间体现着彼此相互联系、相互制约的完整而协调的过程。人的生理活动还具有个体的特点，并且随着个体生活条件的变异而不断变化发展。对机体内这种联系制约、变化发展的规律也是需要加以研究的。例如，在完整人体心脏搏动的频率和力量，可称为整体水平的研究。

生理学研究的三个水平各有侧重，不应孤立地进行，而是应该相互联系、相互补充。只有将三个层次的研究结合起来，才能真正解释人体生命活动的真谛。

（张绪东）

第二章　机体的内环境和稳态

第一节　机体的内环境

人和动物体内含有大量液体,机体内的液体总称为体液,体液包括细胞内液和细胞外液。正常成年人的体液量约占体重的60%,其中细胞外液占总体积的1/3,细胞内液占总体积的2/3。细胞外液中约3/4分布于细胞间隙内,称为组织间液或组织液;其余约1/4则在血管中不断地循环流动,即为血浆。此外,还有少量的淋巴和脑脊液等。

人体内绝大多数细胞并不与外界环境相接触,而是浸浴于机体内部的细胞外液中,因此细胞外液是细胞直接接触和赖以生存的环境。生理学中将围绕在多细胞动物体内细胞周围的体液,即细胞外液,称为机体的内环境。直接与细胞进行物质交换的细胞外液处于动态平衡。血浆、组织液和淋巴都是细胞外液,共同构成机体内细胞生活的直接环境。血细胞所生活的液体环境血浆,毛细血管壁上皮细胞的内环境是指血浆和组织液。

内环境是细胞与外界环境进行物质交换的媒介(图2-1)。人体的绝大部分细胞是不与血浆直接接触的,因此,这些细胞与毛细血管中的血浆不直接进行物质交换。但是,人体的绝大部分细胞浸浴在组织液中,细胞内液与组织液之间只隔着一层细胞膜,于是水分和一切可以通过细胞膜的物质,就在这两部分体液之间进行交换;细胞所需要的氧气等营养物质进入细胞;细胞产生的二氧化碳等废物进入组织液。由于组织液不断地形成,以及组织液不断地回流入血液,因此为细胞不断地提供所需要的营养物质并运走代谢废物。细胞与内环境之间就是这样进行物质交换的。血液在血管里不停地循环流动,一方面与人体各个部分的组织液交换;另一方面与肺、和胃、肠等器官有着密切的关系。这样才能使人体细胞通过内环境不断地与外界进行物质交换。

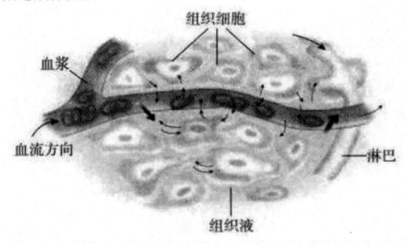

图2-1　体内细胞与内环境之间的物质交换

第二节 内环境的稳态

由于细胞与内环境之间、内环境与外界环境之间不断进行着物质交换,因此细胞的代谢活动和外界环境的不断变化,必然会影响内环境的理化性质,但内环境通过机体的调节活动能够维持在相对稳定的状态。这种由正常机体通过调节作用,使各个器官、系统协调活动,共同维持内环境的相对稳定状态叫做稳态,包括水、无机盐、各种营养物质、代谢产物、pH、渗透压、温度等多个方面的相对稳定。内环境理化性质的相对恒定并非固定不变,而是可在一定范围内变动但又保持相对稳定的状态,简言之,是一种动态平衡。例如,人的正常体温可在 37 ℃上下波动,但每天的波动幅度不超过 1 ℃;血浆 pH 可在 7.35 ~ 7.45 波动;血浆中各种离子浓度的波动范围也很小,如血钾浓度仅为 3.5 ~ 5.5 mmol/L,而血钙浓度仅在 2.25 ~ 2.75 mmol/L的狭小范围内波动。

稳态的维持是机体自我调节的结果。在正常情况下,由于细胞的代谢,机体将不断消耗氧和营养物质,并不断产生 CO_2 和 H^+ 等代谢产物,外界环境因素也会干扰稳态。但机体可通过多个系统和器官的活动,使遭受破坏的内环境及时得到恢复,从而维持其相对稳定。

稳态具有十分重要的生理意义。因为细胞的各种代谢活动都是酶促生化反应,而酶促反应的正常进行需要温和的外界环境,例如温度、pH 等必须保持在适宜的范围内。细胞膜两侧一定的离子浓度和分布也是可兴奋细胞保持其正常兴奋性和产生生物电的重要保证。稳态的破坏将导致代谢紊乱,产生疾病,如血液中钙、磷含量降低时,会导致骨软化或佝偻病;血钙过高会导致肌无力。因此,稳态是维持机体正常生命活动的必要条件,为机体细胞提供适宜的理化环境,保证细胞的各种酶促反应和生理功能正常进行。

(张绪东)

第三章　机体生理功能的调节

当机体内、外环境发生变化时,体内各器官组织的功能及相互关系发生相应的变化,使机体适应环境的变化,并维持内环境的稳态,人体各器官功能的这种适应性反应称为调节。

第一节　生理功能的调节方式

人体功能存在精确的调节机制,其调节方式主要有三种,即神经调节、体液调节和自身调节。

(一)神经调节

通过神经系统进行的调节方式称为神经调节。神经调节的基本方式是反射。反射是指机体在中枢神经系统的参与下,对内、外环境刺激所做出的规律性应答。反射的结构基础是反射弧,由感受器、传入神经、神经中枢、传出神经和效应器五个部分组成。感受器和传入神经是感觉传入部分,感受内、外环境的各种变化,即刺激,并将各种刺激形式转变成神经冲动传向中枢。中枢是整合部分,对传入信号进行分析,并发出信号。中枢传出的信号经传出神经到达效应器,改变效应器的活动。反射须在反射弧结构和功能完整的基础上才能得以正常进行;反射弧的任何一个环节被阻断,反射将不能完成。反射可简单也可复杂。例如当血液中氧分压下降时,颈动脉等化学感受器发生兴奋,通过传入神经将信息传至呼吸中枢导致中枢兴奋,再通过传出神经使呼吸肌运动加强,吸入更多的氧使血液中氧分压回升,维持内环境的稳定。反射调节是机体重要的调节机制,神经系统功能不健全时,调节将发生混乱。

巴甫洛夫将反射分成非条件反射与条件反射两类。非条件反射是先天遗传的,同类动物都具有的,是一种初级的神经活动。上述呼吸反射就是一种简单的非条件反射。条件反射是后天获得的,是个体在生活过程中按照其生活条件而建立起来的,是一种高级的神经活动。例如,工人进入劳动环境中就会发生呼吸加强的条件反射,这时虽然劳动尚未开始,但呼吸系统已增强活动,为劳动准备提供足够的氧并排出二氧化碳。所以,条件反射是更具有适应性意义的调节。

(二)体液调节

体液调节是指体内某些特殊的化学物质通过体液途径到达所作用的细胞,通过作用于细胞上相应的受体,调节特定组织细胞的功能。由内分泌细胞分泌,充当着信使的作用,携带某种生物信号,调节组织细胞功能的化学物质称为激素。激素作用的细胞称为靶细胞。

一些激素可经血液途径作用于全身各处的靶细胞,产生一定的调节作用,这种方式称为远距分泌。例如,甲状腺激素分泌后由血液运送到全身组织,对体内几乎所有细胞都有调节作用,主要是促进细胞的物质代谢和能量代谢,也能促进机体的生长发育。有些细胞产生的生物活性物质可不经血液运输,而是在组织液中扩散,作用于邻旁细胞,这种方式称为旁分泌。如生长抑素在胰岛内抑制 A 细胞分泌胰高血糖素就是以这种方式进行的。一些内分泌细胞分泌的激素可反过来影响分泌激素的细胞自身的活动,成为自分泌。还有一些激素由神经元分泌,称为神经分泌,如下丘脑的一些神经元就具有这样的分泌功能。一些内分泌细胞由于接受神经的支配,其分泌活动受到相应神经的调节,在这种情况下,神经与体液有着密切关系,又称为神经 - 体液调节。

(三)自身调节

自身调节是指机体的一些组织能在不依赖神经、体液因素的作用下,自身对周围环境的变化发生适应性反应。例如,在一定范围内增加骨骼肌的初长度可增强肌肉的收缩张力;肾动脉灌注压在 80～180 mmHg 范围内变动时,肾血流量基本保持稳定,从而保证肾泌尿活动在一定范围内不受动脉血压改变的影响。

第二节　体内的控制系统

人体内存在着成千上万的控制系统,有的存在于细胞内,有的存在于不同器官之间。控制系统的基本组成包括控制部分和受控制部分。根据控制部分、受控部分的相互关系,控制系统分为非自动控制系统、反馈控制系统和前馈控制系统,其中尤以反馈控制系统最为重要。

（一）非自动控制系统

非自动控制系统是一个开环系统,其控制部分不受受控部分的影响,即受控部分不能反馈改变控制部分的活动。例如在应激反应中,当应激性刺激特别强大时,可能由于下丘脑神经元和垂体对血中糖皮质激素的敏感性减退,亦即糖皮质激素血中浓度升高时不能反馈抑制它们的活动,使应激性刺激导致促肾上腺皮质激素糖皮质激素的持续分泌。在这种情况下,刺激决定着反应,而反应不能改变控制部分的活动。这种控制系统无自动控制的能力。非自动控制系统的活动在体内不多见。

（二）反馈控制系统

反馈控制系统在人体生命活动是最常见的,它是一个闭环系统,即控制部分发出信号指示受控部分发生活动,受控部分则发出反馈信号返回到控制部分,使控制部分能根据反馈信号来改变自己的活动,从而对受控部分的活动进行调节。在反馈控制系统中,反馈信号对控制部分的活动可发生不同的影响。在正常人体内,大多数情况下反馈信号能减弱控制部分的活动,即负反馈;在少数情况下反馈信号能加强控制部分的活动,为正反馈(图3－1)。

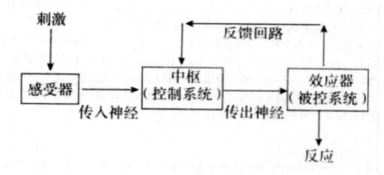

图3－1　反馈控制系统示意图

1. 负反馈

当一个系统的活动处于某种平衡或稳定状态时,如果因某种外界因素使该系统的受控部分活动增强,则该系统原先的平衡或稳定状态遭受破坏。在负反馈控制机制下,如果受控部分的活动增强,可通过相应的感受装置将这个信息反馈给控制部分;控制部分经分析后,发出指令使受控部分的活动减弱,向原先平衡状态的方向转变,甚至完全恢复到原先的平衡状态。反之,如果受控部分的活动过低,则可以通过负反馈机制使其活动增强,结果也是向原先平衡状态的方向恢复。所以,负反馈控制系统的作用是使系统的活保持稳定。机体的内环境和各种生理活动之所以能够维持稳态,就是通过体内许多负反馈控制系统的作用来实现的。举例来说,脑内的心血管活动中枢通过交感神经和迷走神经控制心脏和血管的活动,使动脉血压维持在一定的水平。当某种原因使心脏活动增强、血管收缩而导致动脉血压高于正常时,动脉压力感受器就立好戏将这一信息通过传入神经反馈到心血管中枢,心血管中枢的活动就会发生相应的改变,使心脏活动减弱,血管舒张,于是动脉血压向正常水平恢复。在另一些情况下,例如当人体由卧位转变为立位时,体内有一部分血液滞留在下肢静脉内,使单位时间内流回心脏的血量减少,动脉血压降低;此时动脉压力感受器传入中枢的神经冲动立即减少,使心血管中枢活动发生改变,其结果是心及活动加强,血管收缩,动脉血压回升至原先的水平。在后面的各章中,将会讲到许多负反馈调节的例子。许多内分泌细胞也受到各种负反馈机制的调控,使其活动能够维持在一定的水平。

体内许多负反馈调节机制中都设置了一个"调定点",负反馈机制对受控部分活动的调节就以这个调定点为参照水平,即规定受控部发的活动只能在靠近调定点的一个狭小范围内变动。在上述动脉血压的负反馈调节机制中,就有一个动脉血压的调定点。假如正常情况下动脉血压的调定点设置 100 mmHg,则当各种原因使血压偏离这个水平时,上述的负反馈机制会使血压重新回到接近 100 mmHg 的水平。在不同的条件下,调定点是可以发生变动的。例如,在原发性高血压患者上,血压的调定点被设置在较高的水平,因此动脉血压就保持在一个高于正常的水平。生理学中将调定点发生变动的过程称为重调。

2. 正反馈

在正反馈的情况下,受控部分的活动如果增强,通过感受装置将此信息反馈至控制部分,控制部再分再发出指令,使受控部分的活动更加加强,如此循环往复,使整个系统处于再生状态。可见,正反馈控制的特性不是维持系统的稳态或平衡,而是破坏原先的平衡状态。前文已经提到,在正常生理情况下,体内的控制系统绝大多数都是负反馈制系统,它们在维持内环境稳态中起重要作用;而正反馈控制系统则仅有很少几个,例如,凝血过程是正反馈控制,当一处血管破裂时,各种凝血因子相继激活,最后形成血凝块,将血管破口封住。又如,在正常分娩过程中,子宫收缩导致胎儿头部下降并牵张子宫颈,子宫颈部受牵张时可进一步加强子宫收缩,再使胎儿头部进一步牵张子宫颈,子宫颈牵张再加强子宫收缩,如此反复,直至整个胎儿娩出。神经细胞产生动作电位的过程中,细胞膜钠通道的开放和钠离子内流互相促进,也是正反馈控制。

在病理情况下,则会有许多正反馈的情况发生。例如,在大量失血时,心脏射出的血量减少,血压明显降低,冠状动脉的血流量减少,使心肌收缩力减弱,心脏射出的血量就更少,如此反复,最后可导致死亡。在这个过程中,心脏活动减弱,经过反馈控制,使心脏活动更弱,所以是正反馈。这类反馈控制过程常称为恶性循环。

(三)前馈控制系统

在神经系统的调节控制中,除反馈控制外,还有前馈控制。前馈控制是指控制部分发出信号,指令受控部分进行某一活动,同时又通过另一快捷途径向受控部分发出前馈信号,及时地调控受控部分的活动,使正常人体在内外环境因素的不断变化中能较好地保持各种功能的稳定。一般来说,负反馈调节可以纠正刺激引起的过度反应,但总是在过度反应出现以后才进行,过度现象的纠正总要滞后一段时间,而且易出现矫枉过正,引起波动。

例如神经冲动从外周感受器传入到中枢,再从中枢传到外周,调节控制外周器官的活动。

前馈机制则可以更快地对中枢活动进行控制,例如,要完成某一动作,脑发出神经冲动指令一定的肌肉收缩,同时又通过前馈机制,使这些肌肉的收缩受到制约,不致收缩过度,从而使整个动作完成得更准确。

例如,冬泳的人在换上泳装跳入冰水前,体内的温度还没有降低,但空气低温已刺激皮肤冷感受器,通过中枢神经系统内信息的传递,提前发动了体温调节机制,增加产热,控制散热,以保持体温相对稳定。再者,泳者进入泳场更衣室准备换装时,泳场环境产生视觉、听觉刺激,就已通过条件反射的方式发动体温调节机制,这些都是前馈控制的表现。

(赵冰冰)

第四章　细胞膜的基本结构和功能

第一节　细胞膜的分子组成与结构

　　机体的每个细胞都由一层薄膜包被,将细胞内容物与周围环境分隔开来,称为细胞膜或质膜。细胞膜主要由脂质、蛋白质和糖类等组成。不同膜中各物质组成比例可不同,但一般都以脂质和蛋白质分子为主,糖仅占极少量。膜蛋白质与脂质的比例与膜的功能活动水平有关,一般来说,功能活跃的膜蛋白质比例高,如红细胞膜所含蛋白质与脂质分别为49%与46%;而功能简单的膜,蛋白质所占比例则较小,如神经髓鞘蛋白质与脂质分别为占18%和79%。

　　关于细胞膜的结构,学者们曾提出过多种细胞膜结构的假说,目前公认的是1972年Singer和Nicholson所提出的液态镶嵌模型学说。该学说认为,细胞膜是以液态的脂质双分子层为基本构架,其中镶嵌着具有不同结构和功能和蛋白质(图4－1)。

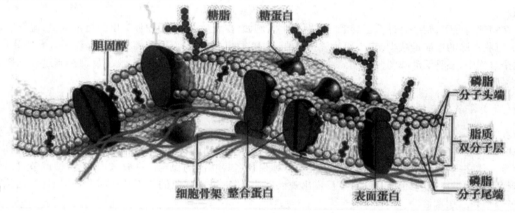

图4－1　细胞的基本构造——液态镶嵌模型

一、细胞膜的脂质

　　细胞膜脂质主要有磷脂和胆固醇,通常磷脂占70%以上,胆固醇不足30%,尚有少量鞘脂。

　　磷脂可分甘油磷脂与鞘磷脂两大类。甘油磷脂以甘油分子骨架,可分磷脂酰胆碱(卵磷脂)、磷脂酰乙醇胺(脑磷脂)、磷脂酰丝氨酸和磷脂酰肌醇等多种。鞘磷脂以鞘氨醇为分子骨架,不含甘油,由一分子鞘氨醇类物质和一分子脂肪酸结合而成。

　　胆固醇分子由一个甾体结构与一个八碳饱和烃链组成。

　　磷脂和胆固醇均为双嗜性分子,在膜中以双分子层形式排列。磷脂中的磷酸和碱基、胆固醇中的羟基构成各自的亲水端,朝向膜内和膜外;脂肪酸烃链构成分子的疏水端,彼此相对,形成膜内部的疏水区。由于脂质熔点低,在正常体温条件下细胞呈现流动性。膜的流动性大小和胆固醇及不饱和脂肪酸含量的多少有关,一般是胆固醇含量越多,膜的流动性越小。不饱和脂肪酸链越多,膜的流动性越大。

二、细胞膜的蛋白质

细胞膜的功能主要是通过膜蛋白实现的,根据细胞膜蛋白在质膜中的镶嵌方式,可将其分为整合蛋白和表面蛋白两大类(图4-1)。

融合蛋白或称内在蛋白质,占膜蛋白质的70%～80%,其肽链结构一次或反复多次穿越脂质双分子层,疏水性片段与脂质双分子层内部的疏水区相互吸引,相对稳定地镶嵌在膜内,而亲水性肽链则裸露在膜的内、外两侧,与糖链结合形成糖蛋白。融合蛋白可以是受体、转运体或离子通道,也可是酶以及细胞黏附分子等。

表面蛋白也称外在蛋白质,占膜蛋白总量的20%～30%,通过静电引力或离子键松散地附着于细胞膜的内表面以及外表面。如分布在红细胞膜内表面的骨架蛋白即是一种表面蛋白。如果改变溶液的离子浓度或pH,就可破坏相应的离子键、氢键等,使表面蛋白与膜分离。

三、细胞膜的糖类

细胞膜结构中的糖类主要寡糖和多糖链,以共价键的形式与膜蛋白质或膜脂质相结合,形成糖蛋白或糖脂。绝大多数糖链裸露在膜的外表面一侧(图4-1)。糖链具有特异性,不同的糖链有不同的功能。有的糖链作为抗原决定簇,具有某种免疫信息;有的构成细胞膜受体的可识别部分,能与某种神经递质、激素或某种化学信号分子等特异地结合。总之,细胞膜所含糖链主要与细胞的标识有关。

第二节 细胞膜的基本功能

细胞膜所具有的各种基本功能,在很大程度上取决于膜所含的蛋折质。

1. 屏障保护

细胞膜作为一道屏障,将水溶性质的体液分隔为细胞内液与细胞外液,可阻止胞内、外液成分的自由交流,维护细胞内容物的相对稳定,为细胞进行正常的各种生命活动提供必要条件。

2. 物质转运

细胞膜容许脂溶性小分子物质(如O_2和CO_2)的跨膜扩散,满足细胞代谢的需要。细胞膜含有各种转运蛋白,不仅能够直接参与多种水溶性成分的跨膜转运,还可以依据细胞的代谢需求主动地完成某些成分的跨膜转运。如葡萄糖转运体和Na^+-K^+泵等膜蛋白,可分别转运细胞活动所需的相应物质。此外,各种通道蛋白有助于各种带电粒子的跨膜扩散。

3. 信息传递

细胞膜受体蛋白能特异性识别并与细胞外相应的信号分子结合,将信息传递到细胞内,引发特定的细胞反应。如生长激素所携带的促进机体生长的信息,正是通过细胞膜的生长激素受体传递到细胞内,诱导全身细胞的生长。

4. 兴奋传导

脂质双分子层的细胞膜具有绝缘性,在不同的状态下对带电离子的通透性不同,膜电位发生变化。如果细胞膜受刺激的膜电位变化达到一定程度,则会引发动作电位,并沿细胞膜向远处传导。

5. 特征标识

细胞膜的糖蛋白和糖脂的糖链具有特异性,作为机体个体以及各种细胞特有的生物标识特征,如红细胞膜的血型抗原(凝集原)等。

6. 其他功能

在细胞膜内侧面的微丝与微管等构成的骨架蛋白不仅支撑细胞膜,具有维护细胞基本形态的作用,还与细胞自身的运动、细胞增殖和分化等过程有关。

(赵冰冰)

第五章 物质跨细胞膜转运

细胞进行新陈代谢或发挥功能,都需要不断和细胞周围环境发生物质交换,有选择地摄入和排出一些物质。然而,构成膜的脂质双分子层只允许少数脂溶性小分子物质通过单纯扩散自由通过,大多数水溶性物质的跨膜转运则都需要镶嵌在膜中的蛋白质参与才能完成。有些大分子物质或颗粒出入细胞则通过形成膜泡发生胞吐和胞饮才能完成。所以,细胞膜对理化性质不同的物质具有不同的转运机制。

第一节 单纯扩散转运

单纯扩散是指分子量较小的脂溶性物质顺其浓度梯度进行跨膜扩散的过程。它是物质因其自身不规则的热运动而发生的迁移过程,不需要消耗量,也不需要其他分子的参与,因此也称简单扩散。分布在细胞膜两侧体液中的脂溶性非极性分子,以及不带电荷的极性小分子,都可经单纯扩散跨膜转运。分子量较大的非脂溶性物质很难通过单纯扩散通过膜脂双层;各种带电离子及其他水溶性分子,尽管直径很小,也不能经过单纯扩散自由透过细胞膜(图 5-1)。

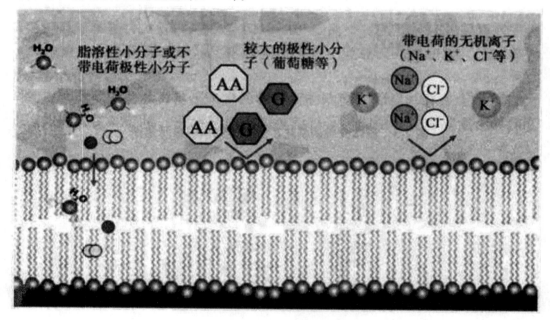

图 5-1 单纯扩散示意图

在各种理化因素保持一定时,某物质经细胞膜的扩散量主要取决于两方面:膜对该物质的通透性和膜两侧该物质的浓度梯度。前者是物质单纯扩散的前提条件,后者是物质跨膜转运的直接动力。物质的脂溶性越高、浓度差越大,单位时间内该物质的扩散量就越多。当温度越高、扩散面积越大时,物质的扩散速率也越高。

水分子扩散的动力来自跨膜渗透压梯度,即以渗透方式转运,同样遵循简单物理扩散原理。水从渗透压低的一侧经细胞膜向渗透压高的一侧扩散,最终达到跨膜分布的平衡,其跨膜扩散量与跨膜渗透压梯度呈正比。

第二节　膜蛋白介导转运

体内多数物质都需要借助膜蛋白质的协助才能实现跨细胞膜转运。膜蛋白介导的转运机制分易化扩散与主动转运两种基本形式。前者是介导物质顺化学或电梯度转运,不需要消耗能量;后者介导物质逆化学或电梯度转运,需要消耗能量。

一、易化扩散

易化扩散是指不溶于脂质或脂溶性很小的物质,借助膜转运蛋白质顺化学或电位梯度的跨膜转运过程。参与易化扩散的膜蛋白主要有载体和通道两种。

1. 载体介导的易化扩散

这种物质转运方式由细胞膜中的物殊转运蛋白协助完成,主要转运葡萄糖、氨基酸、水溶性维生素等亲水性分子。当被转运的分子在细胞膜的一侧与膜转运体的特定部位结合后,转运蛋白发生构象改变,将所结合的分子转运膜的另一侧后释放。同时,转运体恢复原先的构象,继续转运该物质(图5－2A)。

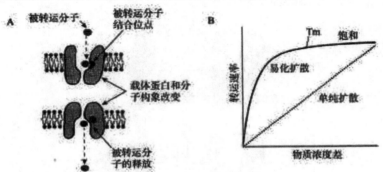

图5－2　载体介导的易化扩散及其饱和现象示意图

载体介导的易化扩散特点是

(1)结构物异性

转运体通常只结合并转运含有特定化学结构的分子,如葡萄糖转运体和氨基酸转运体分别转运葡萄糖和氨基酸分子。

(2)饱和现象

物质跨膜转过速度随其浓度的增加而加快,当被转运物质浓度达到一定程度时,转运速度不再增加,转运速度与底物浓度的关系曲线趋于平稳,这种现象称作饱和现象。这是因为细胞膜转运蛋白的数量以及与其转运物质结合的位点数目都是有限的(图5－2B)

(3)竞争性抑制

如果某一转运体对两种结构类似的物质有转运能力,则一种物质将通过竞争性地结合转运体而削弱另一种物质的转运。临床上某些药物(如受体激动剂或阻断剂),即是根据这一现象研制的。

2. 通道介导的易化扩散

这种物质转运方式由细胞膜中的通道蛋白协助完成,主要转运 Na^+、K^+、Ca^{2+} 和 Cl^- 等各种离子。通道蛋白质又称离子通道,是镶嵌在细胞膜上的多聚体跨膜蛋白,其中央亲水性孔道可允许某些离子顺浓度梯度快速而大量地通过。离子通道功能活动不仅完成离子本身的跨膜转运,也是细胞生物电现象的产生和信号转导等活动的基础。

通道介导的易化扩散特点是：

（1）离子的选择性

每种离子通道只对一种或几种离子有较高的通透性。其他离子则不易或不能通过。离子的选择性与通道的口径、带电状况和内壁的化学结构等因素有关，但通道对离子的特异性选择并不像转运体那样严格，如 K^+ 通道对 K^+ 和 Na^+ 的通透性之比约为 $100:1$；N 型乙酰胆碱门控通道对 K^+、Na^+ 等阳离子都有高度通透性，但不能通透 Cl^-，故又称阳离子通道。根据通道选择性不同，可分为 Na^+ 通道、K^+ 通道、Ca^{2+} 通道和 Cl^- 通道等。

（2）门控特性

各种离子通道对离子通透性的变化可随通道蛋白质构象的变化而改变，犹如闸门（gate）样的结构来控制通道的开启与关闭，这一过程称为门控。根据通道门控机制的不同，通道可分为三类（图 5-3）：

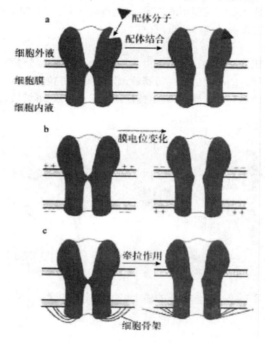

图 5-3　门控离子通道的类型
a—化学门控通道；b—电压门控通道；c—机械门控通道

①电压门控通道

这类通道分子结构中存在对跨膜电位改变敏感的结构或亚单位，可因跨膜电位的改变诱发通道开启或关闭，如神经元突膜中电压门控 Na^+ 通道。

②化学门控通道

这类通道因能与特定化学物质结合而开启或关闭。控制化学门控通道的化学物质通常都是神经递质、激素等信号分子，统称为配体，故也称配体门控通道，如骨骼肌终板膜中的 N_2 型乙酰胆碱通道。

③机械门控通道

这类通道可因细胞膜的局部变形或直接牵拉刺激而开启或关闭，如耳蜗毛细胞中的机械门控 K^+ 通道。此外，还有少数通道始终是开放的，这类通道称为非门控性通道，如神经细胞膜上的钾漏通道。

载体介导的易化扩散和通道介导的易化扩散主要区别是：

①膜转运蛋白不同，前者为载体膜蛋白，后者为通道膜蛋白，二者结构和特性不同；

②跨膜转运物质的速率不同，通道介导的易化扩散跨膜转运速率较快，每秒可转运 $10^6 \sim 10^8$ 个离子，而经载体转运的离子或分子每秒只达 $200 \sim 50\,000$ 个；

③经通道的易化扩散主要决定于通道的关闭和开启，对离子转运的特异性不如经载体的跨膜转运

严格。

易化扩散和单纯扩散的动力都来自膜两侧物质的浓度梯度或电位梯度所含有的势能,不需要消耗细胞代谢提供的能量,故将它们称为被动转运,即顺电位梯度或化学梯度将物质进行转运。

二、主 动 转 运

主动转运是指在膜蛋白质参与下,由细胞代谢供能而进行的逆化学梯度或电位梯度跨膜转运物质的过程。依据膜蛋白是否能够直接消耗能量,主动转运可分为原发性主动转运与继发性主动转运。

1. 原发性主动转运

是指细胞直接利用能量代谢产生的能量将物质逆化学或电位梯度进行跨膜转运的过程。这些膜蛋白其实都是 ATP 酶,可直接将细胞代谢产生的 ATP 分解为 ADP,释放能量,自身磷酸化发生构象改变,从而完成逆化学或电位梯度的离子跨膜转运。如果细胞代谢停止,主动转运也将随之停止。原发性主动转运的物质通常为各种带电离子,将介导这一过程的膜蛋白称为“离子泵”。离子泵种类很多,常以被转运的离子命名。如同时转运 Na^+ 和 K^+ 的钠-钾泵、转运 Ca^{2+} 的钙泵和 H^+ 的质子泵等,这些是阳离子泵。此外,还有阴离子泵,如 Cl^- 泵、I^- 泵。

钠-钾泵,简称 Na^+ 泵,因其可被 Na^+ 或 K^+ 激活而具有 ATP 酶活性,也称 Na^+-K^+ 依赖式 ATP 酶。钠泵分子为由 α 和 β 亚单位组成的二聚体蛋白质,其中 α 亚单位是催化亚单位,含有能分别与 ATP、Na^+ 和 K^+ 结合的位点。当细胞内 Na^+ 浓度升高和(或)细胞外 K^+ 浓度升高时,钠泵即被激活。钠泵被激活后分子构象发生一系列周期性变化(图 5-4):

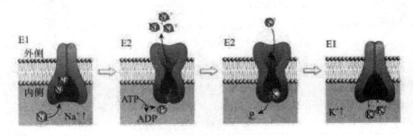

图 5-4 钠泵周期性活动

①E1 状态时钠泵蛋白与 ATP 结合,分子构象呈现朝向细胞内的 Na^+ 结合位点;

②钠泵与 3 个 Na^+ 结合后,其酶活性被激活而分解 ATP,在自身磷酸化为 E2 的同时将 Na^+ 释放到细胞外;

③分子构象变化为朝向细胞外的 K^+ 结合位点,与 2 个 K^+ 结合;

④钠泵在向细胞内释放所结合的 K^+ 同时由 E2 型去磷酸化转为 E1 型。钠泵的每一轮活动,消耗 1 分子 ATP,可驱出 3 个 Na^+,摄回 2 个 K^+,故钠泵具有生电效应。

在安静状态下,细胞能量代谢过程中所产生的 20% ~ 30% ATP 用于维护钠泵的活动。钠泵活动具有重要的生理意义:

①钠泵活动最重要的在于它能建立势能储备。钠泵的活动保持细胞内 K^+ 浓度约为细胞外的 30 倍,细胞外 Na^+ 浓度约为细胞内的 12 倍。Na^+、K^+ 跨膜浓度梯度不仅为可兴奋细胞的电活动奠定基础,也为一些物质的转运(如葡萄糖和氨基酸的吸收、Na^+-H^+ 交换等继发性主动转运)提供能量。

②钠泵“摄钾”作用致细胞内高 K^+,是细胞进行代谢反应的必要条件,例如蛋白质合成过程需要高 K^+ 的环境;另外,钠泵“摄钾”维持血浆 K^+ 的浓度,例如给临床肾功能不全患者输入久存的库存血,由于红细胞膜钠泵活动停止,库存血血浆 K^+ 浓度升高,会使患者原有高血钾进一步加重。

③钠泵“排钠”作用有助于维持细胞内外水、电解质平衡。通常情况下,漏入细胞内的 Na^+ 多余漏出细胞的 K^+,特别是产生动作电位时,Na^+ 流入和 K 流出增多,如果没有钠泵的活动,细胞内 Na^+ 过多,则使细胞内渗透压增高,导致过多水分进入细胞,使细胞肿胀,影响细胞的正常结构与功能。

钙泵也称 Ca 依赖式 ATP 酶,存在于肌细胞中的肌质网膜上。质子泵包括 H－K 依赖式 ATP 酶和 H－ATP 酶,分布在胃黏膜细胞膜和各种细胞器膜中。这些泵蛋白分子结构和泵类相似,都以直接分解 ATP 作为能量来源,对有关离子进行你逆化学或电位梯度转运。

2. 继发性主动转运

是指细胞并不直接消耗 ATP,而是利用原发性主动转运所形成的某些离子的浓度梯度,即间接利用能量代谢产生的能量,将物质逆化学或电位梯度进行跨膜转运的过程。与原发性主动转运机制不同,这种转运体蛋白不具 ATP 酶活性,不能直接水解 ATP 获取生物能,但可利用钠泵等活动所建立的跨膜离子化学势能储备,逆浓度梯度跨膜转运物质。尽管转运体活动与细胞能量代谢无直接关系,但细胞代谢变化或阻断钠泵活动也可导致继发性主动转运减弱或停止。继发性主动转运也称联合转运,介导转运的膜蛋白可结合两种或两种以上的分子或离子。根据物质的转运方向,联合转运可分为同向转运和逆向转运。

被转运的分子或离子都向同一方向移动的联合转运叫同向转运。例如,葡萄糖在近端小管上皮细胞的重吸收就是通过 Na$^+$－葡萄糖同向转运体实现的(图 5－5A),基底侧膜的 Na$^+$泵活动造成上皮细胞与肾小管腔液之间形成浓度差,顶端膜 Na$^+$葡萄糖同向转运体与 1 个 Na$^+$和 1 个葡萄糖分子结合,转运体改变构象,Na$^+$顺浓度进入细胞的同时也将葡萄糖带入细胞内。此外,Na$^+$氨基酸同向转运体、Na$^+$－K$^+$－2Cl$^-$同向转运体、Na$^+$－I$^+$同向转运体等都属于这一形式的继发性主动转运。

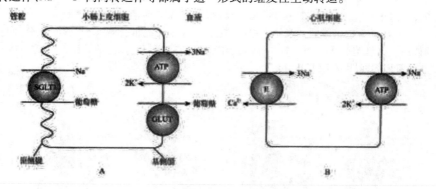

图 5－5 继发性的主动转运过程

被转运的分子或离子向相反方向移动的联合转运叫逆向转运。例如心肌细胞兴奋后向细胞外转运 Ca^{2+}的过程为典型的逆向转运(图 5－5B),当 Na$^+$－Ca^{2+}逆向交换体膜外结合 3 个 Na$^+$、膜内结合 1 个 Ca^{2+}时,交换体发生构象变化,Na$^+$顺浓度进入细胞内时将 Ca^{2+}逆浓度梯度转运出细胞。临床常用一些强心苷类药物治疗心力衰竭,其原理就是抑制钠泵活动,通过减少 Ca^{2+}的外运增强心肌收缩力。此外,肾小管上皮细胞的 Na$^+$－H$^+$交换体、Cl－HCO 交换体等都属于此类继发性主动转运。

第三节 膜泡转运

膜泡转运是细胞通过形成小囊泡转运大分子或颗粒物质的跨膜转运方式。膜泡转运是一个主动的过程,需要消耗能量,也需要更多的蛋白分子和更复杂的生物过程才能实现。膜泡转运有出胞和入胞两种形式。

一、出 胞

出胞也称胞吐,是指细胞内大分子物质以分泌囊泡的形式由细胞内排出的过程。各细胞的分泌活动就是出细胞的一种主要表现形式,如外分泌细胞合成的酶原颗粒和粘液分泌到腺管的官腔中,内分泌细胞将激素分泌到细胞外液,以及神经元轴突末梢释放神经递质的过程等。细胞的各种分泌物大都在粗面内质网合成,转移到高尔基体加工。被膜性结构包装成分泌囊泡,储存在胞质中。当细胞分泌时,囊泡被运送到细胞膜内表面,囊泡与细胞膜融合、破裂,向胞外开口,将全部内容物倾囊排放(图5-6A)。

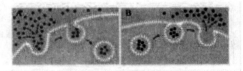

图5-6　膜泡转运过程示意图

二、入　胞

入包也称胞吞,是指细胞外某些大分子物质或物质团块以囊泡的形式进入细胞的过程(图5-6b)。如果进入细胞的物质为固体物,称吞噬;如果进如细胞的物质为液态可溶性分子,则称胞饮或吞饮。胞吞发生时,靠近物质团块的细胞先发生内陷或伸出"伪足"包绕异物,随后膜凹陷处发生膜的融合和断裂,形成囊泡进入细胞内。另外,还有一种通过被转运物质与膜表面的特殊受体蛋白结合,选择性地进入细胞的入胞方式,例如肝细胞膜中低密度脂蛋白受体介导的 LDL 入胞过程。

不同细胞胞吞的意义不同,如在毛细血管内皮细胞,通过胞吞将蛋白质从一侧转运进入细胞内,再由细胞内转运到细胞另一侧。而免疫系统的白细胞将细菌等团块物质吞噬后,形成吞噬(吞饮)小泡,最后这些吞噬小泡与细胞内的溶酶体融合,吞噬小泡内容物被溶酶体内所含的各种酶水解消化。

(张绪东)

第六章　细胞的生物电活动

一切可兴奋细胞无论处于静止状态还是活动状态都存在电活动现象,这种电活动现象称为细胞生物电。细胞生物电是一些带电离子跨细膜膜流动而产生的,故又称为跨膜电位,简称膜电位。细胞安静时具有静息电位,受刺激时可产生动作电位。临床上记录到的心电图、脑电图和肌电图等电变化是构成器官的许多细胞生物电活动的综合表现,对于疾病的诊断具有实用意义。生物电是细胞、组织乃至整体具有生命活动的征象。

第一节　细胞生物电记录及其表述

一、细胞生物电活动的记录方式

单个细胞的生物电活动是器官生物电现象产生的基础,因此对生物电活动的研究和分析常在细胞水平进行,记录方式可分细饱外记录和细胞内记录(图6-1)。

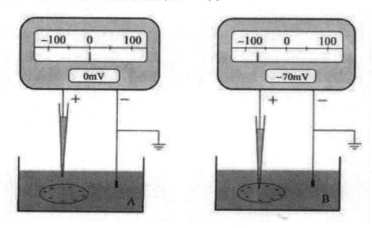

图6-1　细胞生物电活动的记录方式
A.细胞外记录方式,等电位状态;B.细胞内记录方式,微电极刺入细胞的瞬间,记录到跨膜电位差,细胞内电位低于膜外

1. 细胞外记录

将参考电极与测量电极安置在细胞外表面,可测量细胞外表面不同点之间的电位梯度。在安静状态下,记录装置的显示屏只出现等电位扫描线;但在细胞受到刺激发生一次兴奋时,则在等电位扫描线基础上出现一过性电位波动。表明两测量电极下出现了电位差,这种方法常用于在体器官或组织的无创伤性检查中,如临床上心电图、脑电图及神经元传导速度的测定等。

2. 细胞内记录

将参考电极置于细胞外,另一个充有导电液的玻璃微电极刺入单个细胞内,可引导细胞内的电位。安静状态下时,微电极刺入细胞内膜的瞬间,原先在细胞外记录到的等电位扫描线即刻偏离,出现电位差。因参考电极与记录电极分别被放置在细胞膜内外两侧,所以记录到的是细胞膜内侧和外侧的电位差,固称跨膜电位。无论细胞处于安静还是活动状态都存在跨膜电位。安静状态下可记录到静息电位;当兴奋细胞受到有效刺激时,可记录到动作电位。

二、细胞生物电现象的表述

生物学中通常以跨膜电位的大小和膜两侧电荷分布状态表述细胞生物电活动变化(图6-2).

一般以细胞内电位表述跨膜电位的大小。如从-90 mV到-70 mV即膜内电位升高。习惯上也称静息电位减小;如从-70 mV到-90 mV称静息电位增大。将安静时细胞膜两侧处于内负外正的状态称极化。以此为基础,静息电位增大表明膜两侧电荷分布密度差值加大,此时膜内电位更低,负电性增强,这种静

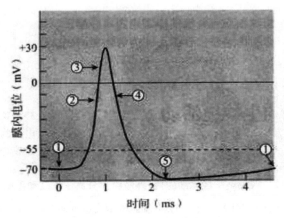

图6-2 神经细胞跨膜电位变
①静息电位(极化状态);②去极化;③反极化(超射);④复极化;⑤超极化

息电位增大的过程或状态称为超极化。静息电位减小膜两侧电荷分布密度减小,极化状态被消除,表明膜内正电性增强,这种静息电位减少的过程或状态称去极化。细胞膜去极化后再向静息电位方向恢复的过程称为复极化,即膜内负电性的复原过程。膜内正电性增强的过程中,可使细胞膜两侧呈现等电位状态,即膜电位为零,甚至进一步升高倒转为"外负内正"状态,膜电位高于零电位的部分称为超射或反极化。

第二节 静 息 电 位

一、静息电位的概念

静息电位是指细胞处于安静状态时,存在于细胞膜两侧外正内负且比较平稳的电位差。实验时将细胞外参考电极接地,规定细胞外电位为0,静息电位多在-10～-100 mV,即安静状态下细胞膜内电位较膜外低10～100 mV,换句话说,细胞安静状态下膜内外两侧的电荷分布不均,处于外正内负的极化状态。不同细胞的静息电位值不同,红细胞静息电位为-10 mV,平滑肌细胞为-50～-60 mV,神经纤维为-70～-90 mV,骨骼肌和心室肌细胞约为-90 mV等。通常同一细胞的静息电位都是稳定的直流电位,不会随时间变化。只要细胞未受到外来刺激并保持正常的新陈代谢,静息电位就维持在相对恒定的水平。

二、静息电位产生原理

为什么静息时细胞膜内外存在这种相对稳定的电位差呢?早在20世纪,英国剑桥大学的Hodgkin和Huxuley等利用枪乌贼巨轴突,首次直接记录到细胞两侧的电位梯度,并研究证明形成这种状态的基本原因是带电离子的跨膜转运。

一种离子能否通过细胞膜主要取决于该离子在膜两侧的浓度差和膜对它的通透性,细胞膜两侧离子的浓度差是引起离子跨膜扩散的直接动力,细胞膜对该离子具有通透性是引起离子跨膜扩散的必要条件。若细胞膜只对一种离子具有通透性,该离子将在浓度差的驱动下进行跨膜扩散,但是这种扩散不能无限制地进行,因为在扩散的同时也使膜两侧形成逐渐增大的电位差,这种电位差对离子的作用方向与浓度差作用方向相反,对该离子的扩散产生阻力。当阻力和动力相等时,该离子的净扩散量为零,膜两侧的电位差达到稳定。这种离子净扩散为零时的跨膜电位差称为该离子的平衡电位。如果已知某种离子在细胞内、外的浓度,可根据物理化学中的 Nernst 方程计算出该离子的平衡电位。

$$E_x = RT/ZF \cdot \ln[x]_o/[x]_i$$

式中　　F_x——某 x 离子平衡电位;

$\qquad$ R——气体常数;

$\qquad$ T——绝对温度;

$\qquad$ Z——离子价数;

$\qquad$ F——法拉第常数;

$\qquad$ $[x]_o$、$[x]_i$——细胞内、外的该离子浓度。

表 2-1 显示哺乳类神经元细胞内、外液中部分离子浓度,在动物体温37℃条件下,将膜两侧溶液中的离子浓度分别代入 Nernst 方程,可计算出各种离子的平衡电位,如 K^+ 平衡电位为 -95mV。正价离子膜内浓度大于膜外浓度(如 K^+)或负价离子膜外浓度大于膜内浓度(如 Cl^-)时平衡电位为负值。

表 6-1　哺乳类神经元细胞内、外液中部分离子浓度和平衡电位

离子	细胞内浓度(mmol/L)	细胞外浓度(mmol/L)	平衡电位(mV)
K^+	140	4	-94
Na^+	14	142	+67
Cl^-	7	120	-89
Ca^{2+}	0.000 1	1.2	+123

安静时细胞膜对的 K^+ 通透性高,在浓度梯度驱动下 K^+ 有向细胞外扩散的趋势。当 K^+ 跨细胞膜向外扩散时,膜内带负电的蛋白质等有机成分却不能透出细胞膜,于是 K^+ 向膜外扩散将造成膜内电位变负而膜外变正的电场。随着 K^+ 向外扩散,"外正内负"电场力将阻碍 K^+ 继续外流,并不断增大。当驱动 K^+ 外流的化学力和阻止 K^+ 外流的电场力达到平衡时,K^+ 的跨膜净扩散量为零,此时达到 K^+ 平衡电位。

E_x 的数值可根据物理化学中的 Nernst 方程计算。实验测得的静息电位值为 -90 mV,与 E_x 值十分接近,表明静息电位的产生主要是由 K^+ 的跨膜移动形成的。在实验中,人为改变离体神经纤维浸浴液中的 K^+ 浓度,即 $[K^+]_o$,可改变 $[K^+]_o/[K^+]_i$ 关系,所测得静息电位值也相应改变。提高浸浴液 K^+ 浓度,相当于增加细胞外液 K^+ 时,E_x 减小,静息电位减小;降低浸浴液 K^+ 浓度,E_x 也增大,则静息电位增大。应用 K^+ 通道阻断剂四乙胺阻断 K^+ 通道时,则静息电位消失。只改变神经纤维浸浴液 Na^+ 或 Cl^- 浓度时,E_x 不变。这些表明细胞高 K^+ 浓度和安静时膜对 K^+ 的高通透性是细胞产生静息电位的主要原因。

实际测得的静息电位值略小于 Nernst 方程计算的 E_x 值,如哺乳动物神经纤维的实测静息电位为 -90 mV,而通过 Nernst 公式计算的 K^+ 平衡电位为 -94 mV,这是否表明还有其他机制参与静息电位的形成?用标准有放射性的离子进行观察时发现,安静时细胞膜不仅对有 K^+ 通透性,对 Na^+ 也有一定的通透性,其少量地向细胞内渗漏可轻度减小跨膜电位。在神经纤维 Na^+ 的少量内流使膜电位负值减小约8 mV。此外,$Na^+ - K^+$ 泵对静息电位的维持也具有一定意义。钠泵每分解一分子 ATP,使 $3Na^+$ 个移出胞外,2 个 K^+ 移入胞内,相当于失去 1 个正电荷,结果使膜内电位的负值增大。一般情况下,钠泵的生电作用对静息电位形成的作用很小,在神经纤维钠泵可使跨膜电位负值增大约4 mV。

除了 Na^+ 和 K^+ 外,细胞膜两侧还有 Cl^-、Ca^{2+} 和有机阴离子等,但它们对静息电位的形成无明显作用。尽管静息电位与 Cl^- 的平衡电位最为接近,但目前尚未发现主动转运的 Cl^- 泵蛋白,Cl^- 的跨膜扩散是被动的,由跨膜电位决定 Cl^- 在膜两侧的分布。Ca^{2+} 在细胞膜两侧的浓度差虽然不大,但安静时对的 Ca^{2+} 通透性很低。蛋白质、核酸等分子带有负电荷,细胞膜对其不通透,它们聚集在膜的内表面,与膜外的正电荷构成强大的跨膜电场。

三、影响静息电位的主要因素

静息电位的形成主要依赖于跨膜浓度差,膜对和的通透性以及钠泵活性三种因素,其中任何一种因素发生变化,都会影响静息电位值。

1. K^+ 跨膜浓度差

细胞膜内外 K^+ 的浓度差越大,静息电位就越大。不同动物或同一种动物不同组织细胞的膜内外 K^+ 浓度不同,静息电位的大小也不同。

2. 膜对 K^+ 和 Na^+ 的通透性

静息状态下细胞对 K^+ 的通透性越大,静息电位越大;细胞膜对 Na^+ 的通透性越大,静息电位越小。例如,视杆细胞在未受到光照时,细胞膜中有相当数量的 Na^+ 通道开放,对 Na^+ 有较高的通透性,因此静息电位更小,约 $-35\ mV$。

3. 钠泵活动

当细胞发生缺血、缺氧或酸中毒时,导致细胞代谢障碍,钠泵活性降低,不能顺利将细胞内的 Na^+ 泵出,将细胞外的 K^+ 泵入,使细胞内外的 K^+ 浓度差减小,导致静息电位值减小。

第三节　动 作 电 位

一、动作电位的概念和组成

动作电位(action potential,AP)是指细胞受到有效刺激时,在静息电位基础上产生的可传播的瞬时跨膜电位波动。例如,当神经细胞受到有效刺激时,其膜电位从静息电位的 $-70\ mV$ 逐渐去极化达到阈电位水平,它是触发动作电位的膜电位临界值,此后迅速上升至 $+30\ mV$,形成动作电位的升支,即去极性(depolarization phase);随后又迅速下降至接近静息电位水平,形成动作电位的降支,即复极相(repolarization phase)。去极相与复极相共同构成尖峰状的电位变化,称为峰电位(spike potential)。峰电位是动作电位的主要部分,也是细细胞兴奋的标志,在神经纤维上传导的峰电位习惯上称神经冲动。膜内电位由静息时的 $-70mV$ 上升至零电位的过程为去极化,由零电位反转为正电位的过程为超射或反极化。峰电位之后延续为低幅度、缓慢的膜电位波动,称为后电位(after potential)。后电位由小于静息电位的去极化后电位(clepolarizing after potential)和大于静息电位的超极化后电位(hyperpolarizing after potential)组成(图 6 - 2)。如果采用细胞外记录方法,去极化电位也称为负后电位(negalive after potential),超极化后电位也称正后电位(positive after potential)。

不同细胞受到刺激后所产生的动作电位形态和时程不尽相同,上述神经纤维兴奋时产生的动作电位由峰电位与后电位两部组成,持续时间仅约 1 ms;骨骼肌细胞的动作电位约数毫秒,波形也呈尖峰状;心室细胞动作电位时程可长达几百毫秒,期间有一较长的平台。

二、动作电位产生原理

前已述及细胞膜内外各种离子的分布是不同的,细胞受刺激后出现一过性的跨膜电位波动,说明存在某些离子的跨膜移动。离子跨膜移动需要两个主要因素:一是细胞膜对离子的通透性,二是膜两侧对离子的电化学驱动力。动作电位的产生,是细胞受到刺激后某些离子的通透性发生变化,以及这些离子在电化学驱动作用下发生跨膜移动的结果。

1. 动作电位期间细胞膜通透性的变化

膜通透性是指细胞膜允许某种物质从其一侧转移到另一侧的能力。对某种离子来说,其通透性可理解为该离子通过膜的难易程度或阻力大小。如果膜电阻小,离子容易跨膜流动,所形成的离子电流也强,表明膜对离子的通透性高;反之亦然。电阻的倒数是膜电导(membranc conductance),可用来反映细胞膜对离子的通透性能,即膜电导大的离子其通透性较高。

如果膜对某离子具有通透性,离子跨膜扩散可引起跨膜电位变化。阳离子由膜外流入膜内可形成内向离子流(inward ioniccurrent),如 Na^+ 内流、Ca^{2+} 内流形成内向离子流;与之相反,膜内阳离子外流,或阴离子内流形成外向离子流(outward ionic current),如 K^+ 外流或是 Cl^- 内流均可形成外向离子流。在静息电位基础上,内向离子流使膜内电位升高,引起去极化,甚至反极化;而外向离子流则使膜内电位下降,导致复极化,甚至超极化(图6-2)。

Hodgkin 和 Huxuley 以枪乌贼巨大神经轴突为实验对象。利用电压钳实验系统研究了轴突去极化时的跨膜离子电流,证实动作电位的产生主要是细胞膜对 Na^+、K^+ 通透性相继变化所致,实验中将膜电位钳制在不同水平测定动作电位期间发生的膜电流变化,记录到先是向下的内向电流和之后向上的外向电流;给予钠通道阻滞剂河豚毒(tetrodotoxin,TTX)后,内向电流消失;给予钾通道阻断药后延迟出现的外向电流消失,表明首先出现的内向电流是由 Na^+ 介导的,随后的外向电流是由 K^+ 介导的。之后,用等张葡萄糖溶液替代神经纤维的浸浴液,使 $[Na^+]_o / [Na^+]_i$ 比值减小时,结果动作电位幅度减小、去极化速度和动作电位的传导速度都降低,但并不影响神经纤维的静息电位。如人为地增加浸浴液 Na^+ 浓度时,超射值增大,E_{Na} 也增大。人为降低浸浴液 Na^+ 浓度时,超射值减小,E_{Na} 也减小。如果浸浴液中无 Na^+,则不能产生动作电位。可见,Na^+ 内流造成膜内电位升高形成动作电位的去极相。

通过电压钳实验研究不同膜电位下钠电导和钾电导情况,可见钠电导和钾电导都有明显的电压依赖性和时间依赖性,但二者表现的特征不同。膜电位去极化时钠电导和钾电导均随去极化程度增加而增加,但不同的是去极化程度的增加可引起钠内流增加有助于动作电位去极化时相的快速形成,钾外流增加促进动作电位复极。此外,钠电导在去极化一开始就立刻增大,而后很快自行下降,表现为快速一过性激活,而钾电导的激活发生在钠电导失活之后,经过一定的延迟后才逐渐增大,当膜复极化回到 -60 mV 时,钾电导快速回到原先水平。

总之,钠电导与动作电位除极相的变化相一致,膜对 Na^+ 通透性在 1 ms 迅速增加并达峰值,随即下降。钾电导与动作电位的复极相的变化相一致,钠电导降低之后钾电导缓慢增加、缓慢下降。

2. 细胞膜通透性变化的实质

细胞膜透性的变化取决于离子通道的开放或关闭状态。细胞膜上分布着钠通道、钾通 i 道、钙通道与氯通道等,离子通道对各种离子的选择性由通道蛋白内的氨基酸残基序列所决定。大多数通道开启或关闭受"闸门"控制,称门控机制(gating mechanism)。当通道受到适宜刺激时,通道蛋白构象变化,使通道的"闸门"开启或关闭,但不论容许或阻止相应离子跨膜通过,都会产生电变化。某离子通道开启时,细胞膜对该离子的通透性增强,其膜电导增大,将允许该离子顺浓度梯度或电位梯度跨膜扩散;离子通道关闭则离子不能跨膜流动。所以,离子通道在不同条件下的状态是生物电现象产生的基础条件。

1976 年,Neher 和 Sakmann 在电压钳工作原理基础上创建了膜片钳技术,使研究单通道电流成为可能。膜片钳记录到的钠通道和钾通道电流经过叠加平均后,其活动特征与全细胞或一段神经纤维记录的电流非常相似,也具有电压依赖性和时间依赖性。因此,人们推测了钠通道开启和关闭的调控机制。电压门控钠通道分子内部有两个"闸门",即激活门(m门)和失活门(h门),两个门有不同的动力学特征,它们的活动决定了钠通道的三种状态:

①静息态,细胞未受刺激时膜电位为 -70 mV,m门关闭,h门开放,钠通道处于关闭状态。

②激活态,细胞受到刺激膜电位从 -70 mV 去极化至 +30 mV 时,m门迅速开放,h门尚未关闭,钠通道处于开放状态,此时膜对钠的通透性可增加 500~5 000 倍。

③失活态,细胞膜电位从 +30 mV 开始复极时,m门开放,h门关闭,钠通道处于对去极化刺激无反应状态;随后,细胞膜电位接近 -70 mV 时,m门关闭,h门缓慢打开,钠通道又回到原来的静息态,钠通道复活。

钾电导在膜电位去极化期间不会自动降低,人们推测电压门控钾通道分子内部只有一个激活门(n

门),没有失活门。钾通道有两种功能状态:

①静息态,细胞未受刺激时膜电位 – 70 mV,n 门关闭;

②激活态,细胞受到刺激膜电位从 – 70 mV 向 0 mV 去极化时,n 门开放,但开启非常缓慢,多数在钠通道失活后才开放,表现为延迟激活。

3.电 – 化学驱动力与动作电位的形成某种离子的电 – 化学驱动力由膜电位(E_m)和该离子平衡电位(E_k)差值来决定,差值越大,离子受到的电 – 化学驱动力越大。当膜电位等于某种离子的平衡电位时,这种离子受到的电 – 化学驱动力等于零。实际上,在动作电位期间,各种离子的电 – 化学驱动力并不恒定,总是随着膜电位的变化而变化。以神经细胞为例,当细胞处于静息状态(膜电位 – 70 mV)时,钠离子和钾离子的电 – 化学驱动力分别为

Na^+ 的电 – 化学驱动力 $= E_m - E_{Na} = -70\ mV - (+67\ mV) = -137\ mV$(内向驱动力)

K^+ 的电 – 化学驱动力 $= E_{m} - E_k = -70\ mV - (-94\ mV) = +24\ mV$(外向驱动力)

当细胞处于锋电位水平(膜电位 + 30 mV)时,钠离子和钾离子的电 – 化学驱动力分别为

Na^+ 的电 – 化学驱动力 $= E_m - E_{Na} = +30\ mV - (+67\ mV) = -37\ mV$(内向驱动力)

K^+ 的电 – 化学驱动力 $= E_m - E_k = +30\ mV - (-94\ mV) = +124\ mV$(外向驱动力)

可见,在安静状态下 Na^+ 内向驱动力明显大于 K^+ 外向驱动力,一旦 Na^+ 通道开放,Na^+ 即刻向细胞内扩散,将诱发膜电位发生去极化。当膜电位由静息状态向锋电位变化时,Na^+ 内向驱动力逐渐减少,而 K^+ 外向驱动力则逐渐增大,最终 K^+ 外向驱动力将大于 Na^+ 内向驱动力,将诱发膜电位发生复极化。

根据上述分析,可以理解动作电位产生的过程

(1)去极相(上升支)

当细胞受到有效刺激时,膜上 Na^+ 通道被激活开启,少量 Na^+ 顺浓度梯度内流,使细胞膜去极化。如果去极化达到阈电位,促使更多的电压门控 Na^+ 通道开放,形成 Na^+ 内流再生性循环,膜电位不断上升。由于 Na^+ 有较高的跨膜浓度势能,在膜内电位减小到零时,仍可驱使 Na^+ 继续内流,继而达到正电位水平,形成膜的反极化。理论上,内移的 Na^+ 在膜内形成的正性电场力阻止 Na^+ 的内移,Na^+ 内流应达到 Na^+ 平衡电位值 E_{Na}。但实际测得的动作电位峰值只是较为接近 E_{Na},因为去极化过程中细胞膜电压门控 Na^+ 通道开启时间短暂,不足 1 ms,随着去极化过程关闭而失活。

(2)复极相(下降支)

膜去极化过程中的电位变化使电压门控 K^+ 通道延迟开启,膜对 K^+ 的通透性进而增大,膜内 K^+ 顺电化学驱动力向膜外扩散,形成外向离子流,膜内电位降低,由正值快速向负值转变,直至恢复到静息电位水平,便形成了动作电位的下降支,即复极相。

(3)后电位

去极化后电位的产生可能是在复极相迅速外流的 K^+ 在膜外暂时蓄积,阻碍了 K^+ 继续快速外流所致。超极化后电位的形成主要由于 K^+ 通道仍然处于一定的开启状态,对 K^+ 的过度通透可持续数毫秒,使较多的 K^+ 向膜外扩散;而后半部分则主要是由于 Na^+ 泵的生电作用,泵出 Na^+ 多余泵入 K^+,使细胞失去更多的正电荷发生超极化。后电位之后即恢复到静息状态,细胞可再次接受刺激发生兴奋。

细胞产生一次动作电位,有一部分 Na^+ 在去极化时进入膜内,一部分 K^+ 在复极化时逸出膜外,但由于离子移动受到各种离子平衡电位的限制,实际进出的量占细胞膜两侧离子总量的比例很小,不足以明显改变膜内高钾和膜外高钠的基本状态。细胞膜两侧 Na^+、K^+ 不均衡分布主要依靠钠泵消耗能量维持。钠泵对膜内 Na^+ 浓度增加十分敏感,在产生动作电位之后钠泵的活性增强,促使细胞恢复兴奋前的离子分布状态。钠泵活动时使膜内负值增大,这种生电性的活动是形成正后电位的主要原因。

三、动作电位的触发

各种刺激作用于细胞均可以引发动作电位,但并不是所有的刺激都能触发动作电位。刺激的强度、刺激的时间或刺激强度对时间的变化率等必须达到一定的程度才能使细胞产生动作电位。能使细胞产生动作电位的最小刺激强度称为阈强度。相当于阈强度的刺激称为阈刺激。大于或小于阈强度的刺激分别称为阈上刺激和阈下刺激。阈刺激和阈上刺激能使细胞产生动作电位,称为有效刺激。

细胞受到有效刺激时在静息电位的基础上发生去极化,只有当膜内负电位去极化达到某一临界值时,引起细胞中大量钠通道开放,才能触发动作电位。这个能触发动作电位的膜电位临界值称为阈电位。一般来说,阈电位比静息电位小 10~20 mV,例如,神经细胞的静息电位是 -70 mV,其阈电位约为 -55 mV。阈下刺激也引起部分 Na^+ 通道开放,产生轻微的去极化,但很快被增强的 K^+ 外流抵消,达不到阈电位,因此不能触发动作电位。

四、动作电位的特点

1. 动作电位呈"全或无"现象阈下刺激作用于细胞,尽管发生去极化,但由于达不到阈电位,仍然不会引发动作电位(无)。若细胞受到有效刺激,去极化达到阈电位即可触发动作电位。动作电位一旦产生其幅度就达到最大值(有),不会因刺激强度的增大而增大,呈现一种"全或无"的现象。

2. 不衰减性传导动作电位一旦在受刺激的细胞膜局部产生,就会沿着膜向四周传导,其幅度不会因为传导离的增加而减小,直至整个细胞膜都发生相同的电位变化。在整个传导过程中,动作电位的波形和幅度始终保持不变。

3. 脉冲式发放细胞接受连续刺激可产生多个动作电位,由于绝对不应期的存在,这些动作电位不会融合起来,它们之间总会有一定的间隔,呈现脉冲式的发放。

五、影响动作电位的因素

1. 细胞的兴奋性组织细胞必须是可兴奋组织细胞,才能产生动作电位。一般来说,细胞兴奋性的高低与细胞静息电位和阈电位水平有关,阈电位升高或静息电位下降均可使二者的差值增大,导致细胞的兴奋性下降。

2. 细胞膜两侧离子浓度梯度改变膜内、外离子浓度或用人工方法调控离子通道的开关,都将影响生物电的质和量。例如给患者输入 KCl 溶液,会使细胞外 K^+ 浓度升高,从而使细胞内、外 K^+ 浓度梯度减小,静息电位减小,和阈电位的差值减小,易于产生动作电位。

3. 膜对离子通透性 Na^+ 的通透性增加是产生动作电位的主要原因,膜对其通透性改变会直接影响动作电位的产生,例如,河豚毒素可特异阻断 Na^+ 通道,如果误食含河豚鱼的食物,则可导致细胞膜对 Na^+ 的通透性降低,多数细胞兴奋过程不能发生,此时中毒患者病情十分凶险。

六、动作电位的传导

细胞任何一处产生动作电位时,都将迅速沿细胞膜向周围扩布,使整个细胞膜都经历一次离子通透性的改变而兴奋。动作电位在同一细胞上的扩布过程称为兴奋的传导。

细胞兴奋传导的机制可用局部电流学说解释。以无髓神经纤维为例,当神经纤维受到刺激产生动作电位时,该处膜电位由静息时"外正内负"的极化状态,变为"外负内正"的反极化状态。兴奋部位膜电位极性倒转,使其与相邻部位之间形成电位差,便产生局部电流。在膜外,局部电流的方向由未兴奋处流向已兴奋处,在膜内由已兴奋处流向未兴奋处。局部电流对邻近未兴奋部位形成有效刺激,使膜去极化,一旦达到阈电位,大量 Na^+ 通道被激活开启,即可产生动作电位,邻近部位膜发生兴奋。新兴奋部位膜电位出现同样的极性倒转,所引起的局部电流又导致下一处相邻未兴奋部位产生动作电位,如此反复连续进行,致使动作电位在整个细胞上传导。

各种神经纤维的传导速度并不相同,这除与轴突的直径、膜上的 Na^+ 通道密度有关外,更为重要的原因在于神经纤维是否包有髓鞘。有髓神经纤维在轴突外面包有多层相当厚的、具有电绝缘性的髓鞘。每段髓鞘长 1~2 μm,两段髓鞘之间有 1~2 mm 的轴突膜裸露区为郎飞结。由于郎飞结间髓鞘高电阻和低电容,更主要的是该处膜上的电压门控 Na^+ 通道密集,当某一结处产生动作电位时,很容易使邻近的郎飞结去极化达到阈电位,局部电流将主要在结区之间发生,因此,动作电位就像跳跃一样由一个结区跳到另一个结区,这种传导方式称为跳跃式传导。有髓神经纤维传导神经冲动的速度远比无髓神经纤维快,最高传导速度可达 100 m/s。有髓神经纤维不仅传导速度快,而且因为动作电位只发生在郎飞结,故在动作电位传导过程中跨膜出入的离子相对减少,经钠泵返回这些离子所耗能量也减少。

第四节 局 部 电 位

一、局部电位的概念

如前文所述,阈下刺激不能诱发动作电位,但仍然能引起少量的 Na^+ 通道开放,少量 Na^+ 内流,在受刺激局部产生一个较小的跨膜电位变化。由于它的强度较弱,很快就被 K^+ 外流抵消,不能引起再生性 Na^+ 内流,达不到阈电位水平,不能触发动作电位,因此只局限在受刺激局部。这种阈下刺激引起的小幅度局部膜电位变化称局部电位。只有当局部电位的幅度达到阈电位水平时,才能引起大量的 Na^+ 内流而触发动作电位。

二、局部电位的特点

1. 等级性反应局部电位的去极化幅度随阈下刺激的强度而发生增减,不具有"全或无"式的特点。
2. 衰减性传导局部电位仅发生在受刺激部位周围很小的范围,不能在膜上远距离扩布,而且随着扩布距离的增加,这种电位会迅速衰减,直至消失。
3. 总和现象局部电位没有不应期,如果在距离很近的部位,同时受到数个阈下刺激,所引起的去极化电位就可以叠加,称为空间总和。如果某一部位相继接受多个阈下刺激,则多个刺激引起的去极化可以叠加,称为时间总和。局部电位可以是去极化反应,也可以是超极化反应,如果总和后引起去极化,则达到阈电位仍然可以触发动作电位。

局部电位与动作电位特点比较见表 6 - 2。

表 6 - 2 局部电位和动作电位的比较

比较项目	动作电位	局部电位
刺激强度	阈刺激或阈上刺激	阈下刺激
膜电位特点	具有"全或无"特点,即刺激未达到一定强度,不会产生;一旦产生,就不会随刺激强度的增强而增大	等级性电位,幅度与刺激强度相关,不具有"全或无"特点
传播特点	不衰减性传导	衰减性传导
总和现象	脉冲式发放,有不应期,无总和	没有不应期,反应可叠加总和

第五节 细胞的兴奋性及其变化

一、兴奋性的概念

兴奋性是指机体的组织或细胞接受刺激后产生反应的能力或特性。神经细胞、骨骼肌细胞和腺细胞,由于具有较多的电压门控钠通道或电压门控钙通道,受刺激后很容易产生动作电位,出现明显的反应,常被称为可兴奋细胞,这些细胞的兴奋过程就是动作电位发生的过程。细胞的兴奋性高低可以用刺激的阈值大小来衡量,阈值越小,兴奋性越高;阈值越大,兴奋性越低。

二、细胞兴奋时兴奋性的周期性变化

动作电位的发生过程中,细胞兴奋性将发生一系列有规律的、可恢复的变化。细胞的这一特性决定着细胞在接受连续刺激时产生动作电位的最短周期。

神经纤维兴奋过程中的兴奋性变化可依次出现以下四期。

1. 绝对不应期细胞在一次兴奋初期,无论接受多强的刺激都不再发生兴奋的时期,称为绝对不应期,此期兴奋性降低到零。绝对不应期产生的原因是此期细胞膜 Na^+ 通道正处于失活状态,不可能再次接受刺激而激活。绝对不应期相当于锋电位持续的时间,所以动作电位的锋电位不会发生叠加。

2. 相对不应期在绝对不应期之后,细胞对阈刺激无反应,但如果受到一定强度的阈上刺激则可发生兴奋,这一时期称为相对不应期。这表明细胞的兴奋性已经有所恢复,但仍低于正常水平。在此期间,部分 Na^+ 通道已经复活,但通道数目和开启能力尚未恢复到正常水平,故必须给予较强的刺激才能引起细胞兴奋。相对不应期相当于锋电位的负后电位前期所持续的一段时间。

3. 超常期在相对不应期之后,达到阈下刺激就可引起细胞再次兴奋的时期,称为超常期。此期中, Na^+ 通道已基本恢复到可被激活的备用状态,而膜电位尚未完全回到静息电位,较接近阈电位,只需要阈下刺激就能使膜去极化达到阈电位,这表明细胞兴奋性高于兴奋前水平。超常期相当于动作电位的负后电位后半段时间。

4. 低常期超常期后,达到阈上刺激才能引起细胞再兴奋的时期,称为低常期。此时,Na^+ 通道虽然完全恢复到兴奋前水平,但由于钠泵活动增强,细胞膜处于超极化状态,与阈电位的距离加大,需要更强的刺激才能使膜去极化达到阈电位,兴奋性低于正常。低常期相当于动作电位的正后电位所持续的一段较长时间。

不同细胞兴奋性变化的各期所持续的时间有很大差异,甚至也可缺少其中某一期,但都存在绝对不应期。绝对不应期决定可兴奋细胞在单位时间发生兴奋的最高频率,或引起两次兴奋的最小刺激周期。例如,哺乳动物神经纤维的绝对不应期约为 0.5 ms,理论上每秒钟最多可产生 2 000 次高频神经冲动;骨骼肌细胞的绝对不应期约为 5 ms,每秒钟可兴奋 200 次;心肌细胞的绝对不应期长达 150 ~ 200 ms,因此充其量每秒钟也只能兴奋几次。不应期的长短与细胞的不同功能密切相关,骨骼肌可接受高频率的神经冲动而发生强直收缩;心肌不应期很长,只能有节律地活动而不会发生强直收缩。

(张绪东)